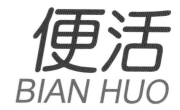

便活
BIAN HUO

胡维勤 ◎ 著

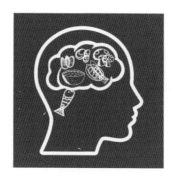

U0352789

湖南科学技术出版社

图书在版编目（ＣＩＰ）数据

便活 / 胡维勤著． 一 长沙 ： 湖南科学技术出版社 ,2016.10
ISBN 978-7-5357-9103-0

Ⅰ．①便… Ⅱ．①胡… Ⅲ．①肠－保健－基本知识 Ⅳ．①R574

中国版本图书馆 CIP 数据核字（2016）第 243403 号

便活

著　　者：胡维勤
责任编辑：黄柯华
出版发行：湖南科学技术出版社
社　　址：长沙市湘雅路 276 号
　　　　　http://www.hnstp.com
邮购联系：本社直销科　0731-84375808
印　　刷：深圳市雅佳图印刷有限公司
　　　　　（印装质量问题请直接与本厂联系）
厂　　址：深圳市龙岗区坂田大浦发村大发路 29 号 C 栋 1 楼
邮　　编：518000
版　　次：2017 年 1 月第 1 版第 1 次
开　　本：710mm×1000mm　1/16
印　　张：12
书　　号：ISBN 978-7-5357-9103-0
定　　价：39.80 元

人体的排泄物——大便、小便，能反映一个人的健康状况。其中，大便更是测知人体健康的重要指标。你知道吗？超过半数的人上完马桶后，都会不自觉地回头看一眼自己的排泄物——大便。其实，这是一个好习惯。大便就像一面镜子，它的质地、形状、颜色等可以反映出肠内环境，从而帮助我们了解身体的健康状况。本书就针对大便与健康的关系展开探讨。

正常人一天要排便200g左右，大便产生于肠道，而肠道是一根盘踞在我们腹腔内的长长管道。食物经由口腔进入食管、胃，再抵达肠道，开始了长达8～10m的消化之旅。在这个过程中，肠道每天用5L左右的分泌液分解食物，然后吸取养分，通过丰富的菌群与食物带来的细菌抗衡，以维持着人体的健康。

除了消化食物外，肠道还是人体重要的免疫器官（人体70%的免疫细胞在肠道里）和具有情绪感知能力的"第二大脑"。可是，很多人并没有注意到肠道健康的重要性。有人暴饮暴食，有人饥饿减肥，更多的人出于种种原因三餐不定时、饮食结构不合理，日常生活里损害肠道健康的行为习惯比比皆是。针对这样的情况，本书网罗了以肠道健康为核心的知识理念，从膳食、运动、药物、日常行为习惯等方面提供建议，让您拥有一个健康轻松的肠道环境和优雅轻盈的生活。

就从今天开始，跟随本书重新认识和了解大便的状态，减轻肠道年龄，乐享便活人生吧！

CONTENTS

PART **1**

正视"难言之隐"
——探寻便活之秘

便秘和腹泻，困扰现代人的两大健康问题

002　经常便秘，引发多重健康问题

004　经常腹泻，警惕五大危害

006　测一测，你真的便秘了吗

007　你的便秘是哪种类型

009　你的腹泻是哪种类型

010　不均衡的饮食会对肠道造成负担

011　忽略排便信号，排便更不顺畅

012　肠道敏感，易受压力影响而不适

012　肠道功能，随年龄的增长而衰退

013　不正确地使用药物只会加重肠道不适

014　别依赖药物，调整生活方式才是不二
　　　法门

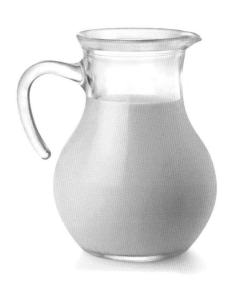

ONTENTS

为肠道疾病所苦的现代人

016　忽视肠道不适，小心众多疾病
　　　找上你

017　便秘与腹泻交替，警惕大肠癌

018　大肠癌，是可以预防、治愈的
　　　癌症

018　肠躁症是什么？1/10 的人都
　　　在经历

019　溃疡性结肠炎，罹患人数暴增中

020　慢性结肠炎患者，需警惕癌变

021　克罗恩病是什么？肠道免疫失
　　　控了

肠道是会思考、有情绪的"第二大脑"

022　肠脑相连，大脑里的麻烦事，
　　　肠子也知道

023　90% 的疾病都始于肠道

024　肠道不仅是消化器官，也是免
　　　疫器官

025　小肠，消化吸收的主要阵地

027　大肠，人体重要的"垃圾集中营"

大便和肠道菌中的健康警示

028　从食物到粪便，是怎样的过程

028　粪便的颜色与形状是健康的测
　　　量表

032　粪便，关乎健康和美丽

032　与人体共生互利的肠道菌

033　肠道菌与人体健康

034　好的肠道菌 VS. 坏的肠道菌

肠龄自我评估，测知你的健康

036　什么是肠龄

036　测测你的肠龄

PART 2

吃对食物
——补益肠道元气

饮食解密，提升排便力

040　改善便秘的关键营养素

042　五色搭配，提升排便力

043　适量食用产气类食物

044　适当进食油脂食品

045　养成良好的进餐习惯

046　多饮水

047　少食辛辣食物

048　忌只吃蔬菜、水果

049　忌长期吃稀软、精制食物

049　忌不吃或少吃饭

050　餐桌上的特效解"秘"药

把好饮食关，腹泻可自愈

072　关注饮食卫生，是防治腹泻的
　　　第一步

073　改善腹泻的关键营养素

074　补充有益菌，改善肠道菌群

074　腹泻期间，饮食宜清淡、温热

075　婴幼儿腹泻的饮食调整计划

076　餐桌上的止泻食疗方

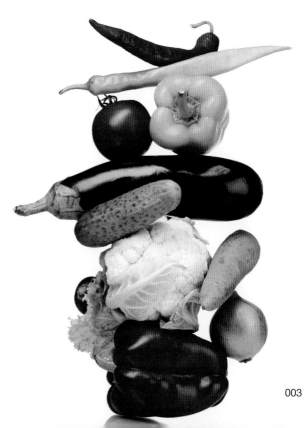

$\mathbf{C}$ONTENTS

PART **3**

运动保健
——实践便活法则

提升排便力，日常运动不可缺

090　每日步行，有益肠道健康

092　经常跑步，可促进代谢

093　仰卧蹬自行车式可锻炼腹肌，
　　　使排便更轻松

094　跳绳能促进血液循环，有利于
　　　缓解便秘

095　经常游泳能增强免疫力，改善
　　　便秘

096　常做伸展运动，改善消化不良

098　多做半蹲运动，促进胃肠蠕动

099　转腰运动，促进排便

100　每日 50 次仰卧起坐，有效缓
　　　解腹胀

102　加强腹肌训练，增强排便动力

106　常做伸腿收腹操，强身又通便

108　勤练腹式呼吸，让肠道放轻松

109　模仿动物运动，让肠道充满
　　　活力

112　瑜伽五式，调理肠胃更轻松

清肠涤胃，按摩有奇效

114　常用的按摩手法

114　改善便秘的点穴按摩法

119　改善腹泻的点穴按摩法

122　缓解便秘的特效按摩方法

124　缓解腹泻的特效按摩方法

立竿见影，缓解急症的小技巧

126　腹胀

129　腹痛

131　肛裂

132　痔疮发作期

PART **4**

生活细节大作战
——乐享便活人生

"惯"出来的便秘和腹泻问题

136　过度节食、暴饮暴食，破坏肠
　　　道正常运转

137　经常强忍便意，会加重便秘

138　排便太用力，排便更困难

138　长期过度疲劳，降低肠道免疫力

139　过于紧张，引起排便障碍

140　塑身衣或塑腰带，影响肠道
　　　活动

141　久坐久立，缺乏运动

142　情绪不良，起伏过大

143　不注意生活卫生

抗击便秘的生活妙招

144　每天喝杯酸奶

146　早起先喝一杯水

147　养成吃早餐的好习惯

148　注意口腔卫生

148　适量咀嚼无糖口香糖

149　养成良好的如厕习惯

150　放松盆底肌，排便不再难

151　常用热水泡脚

151　避免过度疲劳，保证优质睡眠

152　保持心情开朗

154　妙用芳香疗法

155　出门旅行有讲究

156　积极改善孕产期便秘

调整生活习惯，远离腹泻

158　饭前便后洗手很重要

159　警惕细菌感染，积极预防急性
　　　腹泻

160　夏季，也要注意腹部保暖

161　注意厨房清洁，防止病从口入

162　尽量减少与腹泻患者接触

$\mathbb{C}$ONTENTS

PART **5**

摆脱药物依赖
——唤醒便活机制

泻药，舒爽之下的便秘之殇

166　长期便秘者往往会依赖药物

167　面对便秘，泻药真是解药吗

169　测一测，你是否已产生"泻药
　　　依赖"

170　常用泻药的种类及特征

172　先使用温和的泻药

173　戒掉刺激性泻药是关键

174　泻药减量计划

175　便秘严重时，宜咨询医生

止泻药，使用需慎之又慎

178　常用止泻药的种类及特征

179　腹泻，千万别依赖止泻药

182　治疗腹泻，重点是对症治疗

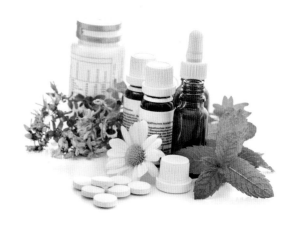

PART 1

正视"难言之隐"
——探寻便活之秘

  研究表明，现代人肠胃超龄比例高达57%，35～55岁的人群，每5人中就有3人的肠胃年龄指数超龄。便秘、腹泻、肠躁症、肠癌等肠道疾病正成为威胁现代人健康的"大敌"。我们应及时了解大便和肠道菌的情况，正视肠道健康状况，及早预防和远离肠道疾病。

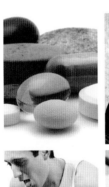
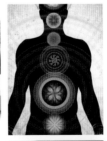
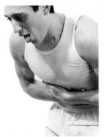
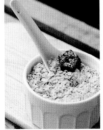

便秘和腹泻，困扰现代人的两大健康问题

经常便秘，
引发多重健康问题

便秘虽不是什么性命攸关的疾病，但经常便秘对健康的威胁不可轻视。经常便秘，不仅会引发肥胖、皮肤粗糙等问题，严重者还可能诱发大肠癌。

肠道盘旋在腹腔里，且有很多褶皱，即便每天排便，都可能存在部分废物难以排出体外的情形。如果每天进入身体的食物不能按时排出体外，并在体内存留超过12小时，就会腐烂发酵，这些毒素会被小肠吸收。

人体中的毒素，大部分都是存在于肠道中，随粪便排出体外，如果长时间不排便，毒素就有可能被身体重新吸收。肠道毒素堆积，会造成肠内环境恶化、肠胃功能紊乱，从而引发内分泌失调、新陈代谢紊乱等病症。

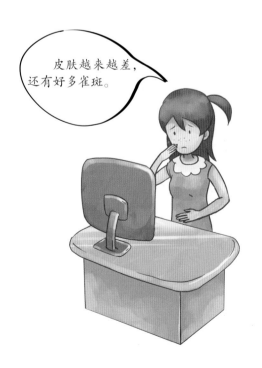

皮肤越来越差，还有好多雀斑。

皮肤粗糙

肠胃舒适顺畅，体内毒素无堆积，皮肤自然光滑靓丽。

而一旦排便不畅，毒素堆积于肠道，反映在皮肤上，表现为较干燥，脸色黯淡缺少光泽，而且常常有痒痒的感觉；有时还易水肿；脸上容易长斑点、斑块等。

体型肥胖

长期便秘，无疑会使体内宿便堆积，使多余脂肪和毒素沉积在体内，容易导致肥胖。便秘还会导致身体新陈代谢减慢，而人体的新陈代谢是否顺畅又是减肥的关键。并且，很多便秘型肥胖

大多是饮食结构不合理，摄入膳食纤维偏少，肠蠕动减弱造成的。

易患痔疮

便秘与痔疮互为因果。发生便秘时，干硬粪块压迫直肠，使直肠肛门的静脉回流出现障碍。特别是直肠上静脉及其分支，缺少静脉瓣，血液容易发生瘀滞，从而形成痔疮。而另一方面，痔疮可造成排便疼痛，往往导致患者惧怕疼痛而不敢排便或强忍不排便，使粪便在肠内停留，使粪便干燥，引发或加重便秘。

儿童生长发育迟缓

便秘，也是儿童经常遇到的问题之一，除了会引起腹痛、腹胀、排便疼痛等问题外，还会导致儿童生长发育迟缓。

生长发育包括体格发育和智力发育，儿童长期便秘，体内的代谢废物不能及时排出体外，易致食欲减退，使其营养不良，生长发育迟缓。同时，儿童便秘时，许多有毒物质经肠壁吸收进入血液，到达脑组织，可使脑神经接受刺激和并发冲动能力减弱，不仅影响儿童的记忆力，还会影响儿童的逻辑思维和创造力。

智力下降

有研究发现，长期便秘是智力下降的罪魁祸首。

正常情况下，人体肠道内的细菌能将没有被消化的蛋白质分解成氨、吲哚、硫化氢和组织胺等有毒物质，这些有毒物质生成后可通过大便排出体外。便秘患者由于不能正常排出这些有毒物质，久而久之，体内就会大量积累有毒物质。体内的有毒物质积累到一定程度并超过肝脏的解毒能力时，就会随着血液循环慢慢进入大脑，损害人们的中枢神经系统，成为智力下降的罪魁祸首。

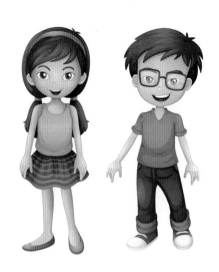

加重心血管疾病

排便用力可使血压升高，心率加快，心脏负荷增加，一般是正常排便的5倍。对于高血压、脑卒中、心脏病等心脑血管疾病患者而言，则容易导致腹压升高，全身小动脉发生短暂性强烈痉挛。这时心脏收缩加强，心跳加快，心排血量增加，血压会突然升高。患者往往会出现剧烈的头痛、头晕、视物模糊、抽搐，甚至昏厥。

高血压患者如果伴有便秘，容易加重病情；冠心病患者如果伴有便秘，容易引起心绞痛或心肌梗死。所以，高血压、冠心病的患者更应注意保持大便的通畅。

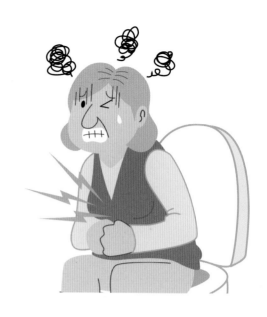

增加患大肠癌的风险

便秘与大肠癌虽然没有直接关系，但可能是大肠癌的早期信号，也可能是引发大肠癌的危险因素。长期便秘，粪块在肠道中停留时间延长，就会使大便中的致癌物质浓度增高而诱发大肠癌。而且长期便秘的患者大多偏嗜高脂肪、高蛋白饮食，可使肠道内胆汁酸和有害菌增多，产生较多的致癌物质，进一步增高罹患大肠癌的风险。

经常腹泻，警惕五大危害

经常腹泻，可能是饮食的不规律和食物的搭配不当引起的肠功能失调所致，但是很多的肛肠疾病也会导致腹泻的发生，如肠炎、肠息肉、直肠癌等。不论是何种原因所致的腹泻，都应引起重视，警惕腹泻对身体的不良影响。

营养不良

胃肠道是人体消化、吸收营养物质的主要器官，我们每天摄取的食物和其他营养物质在胃肠道消化和分解后，有用的部分被吸收，无用的残渣由粪便排出。长时间腹泻就会导致人体对营养的吸收发生严重障碍，从而出现营养不良。

由于长时间的能量供给不足，很多营养不良的患者经常会出现头昏眼花、口干舌燥、四肢疲乏、心慌气短等症状，从而严重地影响到身体各个器官组织的正常功能。

维生素缺乏

维生素是维系身体健康不可或缺的营养物质之一。如果人体长期缺乏维生素，不仅会影响人体对其他营养素的吸收，还会使人体免疫力降低，增加患其他疾病的风险。

有研究发现，长期的腹泻会导致机体对维生素的吸收受阻。因腹泻引起的维生素A缺乏，患者会出现皮肤干燥粗糙、头发失去光泽，甚至还有间接性脱落的情况；因长期腹泻而缺乏B族维生素的患者，则会出现舌炎、口角炎、多发性神经炎等症状。

免疫力下降

我们之所以能够抵御各种疾病，是因为人体本身所带有的免疫力，也就是白细胞，能够帮助我们侵吞及消灭侵入人体中的各种致病细菌以及病毒，维护人体健康。然而，长时间的腹泻会导致肠道内白细胞大量减少进而降低人体免疫力，因此让各种病菌有可乘之机。

贫血

大量的研究报告显示，长期腹泻的人群多半都存在有贫血的情况。经常腹泻，人体对蛋白质及其他造血原料的吸收减少，从而导致贫血等症状。

一旦贫血，患者便可出现指甲、手掌、皮肤以及口唇、睑结膜等处颜色苍白，生活中也经常会感觉到疲倦乏

力，头晕耳鸣。如果有长时间注意力不集中的表现，患者更要尽早去检查是否存在有贫血的症状。贫血得不到及时调理，还会引发营养不良性水肿。

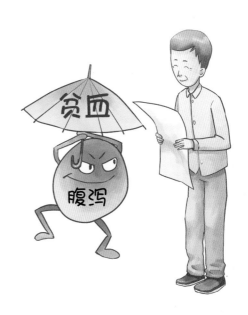

水、电解质和酸碱平衡紊乱

小肠黏膜病变可直接影响人体对水分的吸收，肠腔内高渗透压会使血中部分水分向肠腔转移，最后由大便排出，使机体丢失大量水分。当水分丢失不超过体重的5％时，机体还能代偿。一旦超过5％便无法代偿，从而出现一系列水、电解质和酸碱平衡紊乱的现象。

除此之外，需要特别注意的是婴幼儿、老年人由于肠道功能较弱，更容易出现腹泻困扰，且对健康的危害更大。

老年人腹泻时体内水分大量丧失，导致血容量减少，血液黏稠度增加，血流缓慢，容易形成血栓并堵塞血管；腹泻时，钠、钾、钙、镁等的流失和缺

乏，会引发严重的心律失常，甚至引起老年人心血管病的急性发作；腹泻时，摄入食物不足则需要分解体内贮存的肝糖原以维持血糖稳定，而老年人没有足够的肝糖原转化。当血糖降低时，老年人就容易出现疲乏无力、出汗、心悸、面色苍白及昏厥等一系列低血糖症状。

对婴幼儿来说，经常腹泻会使他的体重增长显著落后于同龄小孩，而且在以后的半年之内都需要加强营养，才能赶上其他同龄小孩的生长速度。如果腹泻时间长，造成严重的营养不良，免疫力进一步减退，则容易被感染，严重的还会引发智力方面的问题，甚至死亡。

测一测，
你真的便秘了吗

疲倦、水肿、腹胀、痤疮、睡眠质量差……当你出现这些问题的时候，先问问自己，多久没排便了？这些信号都在提示，你可能是便秘了。

到底怎样才算便秘呢？我们可以依据以下标准判断一个人是不是便秘。

◎ 4次大便至少1次是过度用力。

◎ 4次大便至少1次感觉排空不畅。

◎ 4次大便至少1次为硬邦邦的或颗粒状。

◎ 4次大便至少1次有肛门直肠梗阻感或阻塞感。

◎ 4次大便至少1次需手法帮助(如手指辅助排便、盆底支撑排便)以促进排便。

◎ 每周大便次数少于3次，日排便量小于35g。

◎ 不存在稀便，也不符合IBS(肠易激综合征)的诊断标准。

在过去的12个月中，持续或累积至少3个月有以上2个或2个以上症状，即可判断为便秘。

除此之外，还可以根据粪便的颜色、气味以及排便频率等判断是否便秘。正常的大便不软也不硬，如果太硬，可能是便秘；相较于正常粪便，便秘时粪便颜色稍深，严重时会呈现黑色；粪便在肠道内停留时间过长，异常发酵，常伴有恶臭；距离上次排便通常都在3日以上，即每周大便次数少于2次，且很少有便意，总觉得肚子胀胀的；与前一天所吃的食物量相比，如果排出的便量明显减少，即使有排便也应视为便秘；即便是天天排便，便后还是感觉腹胀，不用力就拉不出来，仍是便秘。

不难发现，便秘一般表现为大便量少、大便干硬、排出困难，合并一些特殊症状，如长时间用力排便、直肠胀感、排便不尽感，甚至需用手法帮助排便，7日内排便少于2次或长期无便意等。

但即便如此，由于各人摄入食物成分不同，饮食及排便习惯不同，所以对便秘的判断也应因人而异。一般而言，从1日3次到3日1次，都算正常范围。也有的人3～5日或更长时间排1次，却不感排便困难，而且便后愉悦舒畅，也属于正常范围之内。

你的便秘
是哪种类型

便秘可以是一种单独的不适症状，也可能是其他病症的表现形式。想要对抗便秘危害，需了解便秘的不同类型。便秘按病程或起病方式分为急性便秘与慢性便秘；按发病部位可分为结肠性便秘和直肠性便秘；按发病原因分为原发性便秘和继发性便秘；按有无器质性病变可分为器质性便秘和功能性便秘；按发病机制主要分为慢传输型便秘和出口梗阻型便秘。

原发性便秘

原发性便秘是相较于继发性便秘而言的，指的是在无器质性病变且无明显原因出现的便秘，包括功能性便秘、单纯性便秘和特发性便秘。

饮食过少或过精细，粪便中纤维素和水分不足；精神紧张，或强忍便意；大量出汗、腹泻、呕吐、失血、高烧后致使肠道内水分丢失过多等，是引起原发性便秘的主要原因。

继发性便秘

继发性便秘又称"症状性便秘"，是在患有器质性病变或疾病的基础上出现的便秘。肛裂，肛周脓肿，腹腔及盆腔肿瘤，结肠的良、恶性肿瘤，各种原因导致的肠梗阻、肠粘连引起的便秘，都可以算作是继发性便秘。

急性便秘

急性便秘是指1个月内反复发生的便秘，包括器质性便秘、暂时性功能性便秘。急性便秘多无明显症状，但神经过敏者可出现食欲减退、口苦、腹胀、嗳气、发作性下腹痛、排气多等胃肠症状，还可能出现头晕、头痛、易疲劳等神经官能症症状。

慢性便秘

慢性便秘是指便秘持续时间长达1个月至半年以上者，一部分是由急性便秘长期不愈转化而来，一部分是在发病初期即为慢性便秘。慢性便秘可在各个年龄段发病，但以老年人居多。大部分慢性便秘为功能性疾病所致，包括慢传输型便秘、出口梗阻型便秘、混合型便秘和正常传输型便秘。

单纯性便秘

此类便秘是由进食量过少、过于精细和排便习惯受扰、滥用泻药等因素引起的。一般来说，这种便秘症状较轻，病程较短，通过调整饮食和生活习惯即可改善。

器质性便秘

器质性便秘是指由于脏器的器质性病变，如消化系统疾病、内分泌代谢疾病、药物及化学品中毒、神经系统疾病等所致的便秘。器质性便秘的典型代表有肠梗阻和肠扭转，症见大便干结，排便费力，粪便可呈羊粪状或出现假性腹泻，并伴有腹痛、恶心及头晕等表现。查体时，可在左下腹扪及粪块及痉挛的肠段。

结肠性便秘

结肠性便秘，又称迟缓性便秘，是指种种原因造成的与排便有关的肌肉张力降低导致的便秘，如年老体弱、营养不良、肥胖等造成腹肌、膈肌、肠道平滑肌、提肛肌等张力下降，肠道运动减弱，使粪便不能及时排出。

直肠性便秘

结肠蠕动正常，但因为直肠出了问题，已经到达直肠的粪便无法排泄出去，常称为直肠性便秘。发生直肠性便秘时，往往感觉有便意，用力挤却出不来，久之，大便越来越硬，就更难排泄出去，形成恶性循环。直肠性便秘多发生在直肠变形膨出、痔疮、肛裂以及经常灌肠的患者身上。

痉挛性便秘

痉挛性便秘，又称为肠易激综合征（IBS），是由于结肠运动过于强烈，引起痉挛，导致肠腔过于狭窄，使大便无法通过而形成的便秘。其特点是便秘、腹泻症状交替出现，或是长期腹泻。

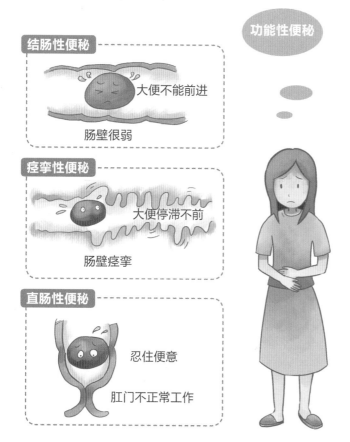

结肠性便秘　大便不能前进　肠壁很弱

痉挛性便秘　大便停滞不前　肠壁痉挛

直肠性便秘　忍住便意　肛门不正常工作

功能性便秘

你的腹泻
是哪种类型

"肚子好痛，我要赶快去厕所！"相信很多人都有这样的腹泻经历。如果只是偶尔腹泻，很快就好了，可能没什么问题，但如果是经常腹泻，可能需要引起重视了。

腹泻，俗称"拉肚子"，是指排便次数明显超过平日习惯的频率，粪质稀薄，水分增加，每日排便量超过200g，或含有未消化的食物或脓血、黏液的现象。

由于腹泻的发病机制复杂，引起腹泻的疾病又很多，因此腹泻也有不同的分类方法。一般，按病程长短和病因可分为急性腹泻与慢性腹泻。

生活中，急性腹泻和慢性腹泻是大家较为熟悉的概念，下面就介绍这两种腹泻的症状特点。

急性腹泻

急性腹泻是指1日3次以上稀便，或大便量超过200g，其中水分占80%，且病程在1~2周内，往往伴有肠痉挛所致的腹痛。急性腹泻多发于夏、秋季节。细菌性食物中毒、急性肠道感染、急性中毒、过敏性紫癜等均有可能引起腹泻的急性发作。

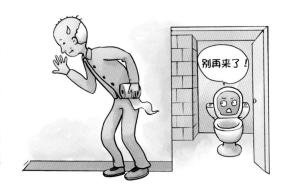

别再来了！

慢性腹泻

慢性腹泻病程多在2个月以上，或2~4周间隔起病。肠道菌群失调、克罗恩病、结肠癌等消化系统疾病，糖尿病性肠病、肠易激综合征、甲状腺功能亢进等全身性疾病都会引发慢性腹泻。

腹泻发作期，如果还伴有以下症状，需及时就医诊治。

◎ 腹泻伴有严重脱水，常常见于霍乱或副霍乱、沙门菌食物中毒、慢性肾衰竭等。

◎ 腹泻伴发热，可见于急性细菌性痢疾、伤寒或副伤寒、肠结核、结肠癌、小肠恶性淋巴瘤、局限性肠炎、急性血吸虫病、败血症、病毒性肠炎、甲状腺危象等。

◎ 腹泻伴里急后重，可见于急性痢疾、慢性痢疾急性发作、直肠癌等。

◎ 腹泻伴明显体重减轻，可见于消化系统癌症、吸收不良综合征等。

◎ 腹泻伴皮疹，可见于败血症、伤寒、副伤寒、麻疹、变态反应性肠病、过敏性紫癜、糙皮病等。

◎ 腹泻伴关节痛或关节肿痛，可见于慢性非特异溃疡性肠炎、局限性回肠炎、结缔组织病、肠结核等。

不均衡的饮食
会对肠道造成负担

肠道是人体消化食物的重要场所，也是全身营养物质的加工场所。在人的一生中，肠道要处理多达65吨的食物，可谓是身体忙碌的器官之一。当饮食不规律、饮食结构不合理时，肠道的消化吸收功能就会受损，进而引发一系列健康问题。

"高脂少纤"饮食，破坏肠道内环境

饮食中摄入过多高脂肪食物，为了消化脂肪，身体只好分泌更多的胆汁，如果肠道菌群失调，肠道内的有害菌便会将胆汁酸变成有致癌性的二级胆

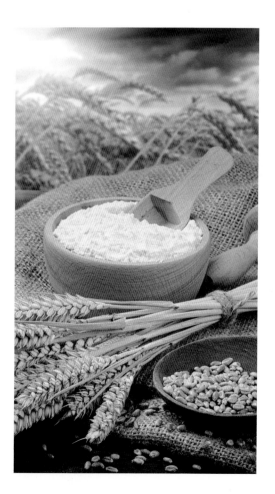

酸。加之，纤维素摄入不足，使排便不畅，肠道内有益菌减少，有害菌增多，进而扰乱肠道内环境平衡。

只吃粗粮，磨损肠道

当长期以玉米、燕麦、荞麦等富含粗纤维的食物为主食时，食管、胃肠等消化道黏膜细胞易受磨损，需要蛋白质予以修复。如果食物中缺乏蛋白质，就有可能导致消化道上皮细胞分化异常而发生癌变。

暴饮暴食，增加肠道消化负担

暴饮暴食，需要消化系统在短时间内分泌大量的消化液以消化、吸收吃进去的食物，务必会增加胃肠道的负担。同时，暴饮暴食也会打乱胃肠道消化吸收食物的正常节律，破坏肠道的正常运转，久之则会破坏肠道稳定。

进食速度过快，加重肠道工作负荷

进食速度过快，食物未得到充分咀嚼，口中唾液淀粉酶对其初步消化不彻底，食物进入胃肠道后，需要增加胃肠道工作负荷以分解食物，长此以往会损伤胃肠道。

忽略排便信号，
排便更不顺畅

　　早饭后过了30多分钟，隐隐约约有了便意，但无奈在公车或地铁上，只好忍着到公司解决。然而，一到公司，又要开会，又要写报告，一上午就这样过去了，便意也随之一次又一次被忽视。

　　排便是受意识控制的脊髓反射。正常人的直肠内通常是没有粪便的，当肠的蠕动将粪便推入直肠时，刺激了直肠壁内的感受器，冲动经盆内脏神经和髂腹下神经传至脊髓腰骶段的初级排便中枢，同时上传到大脑皮质，引起便意。

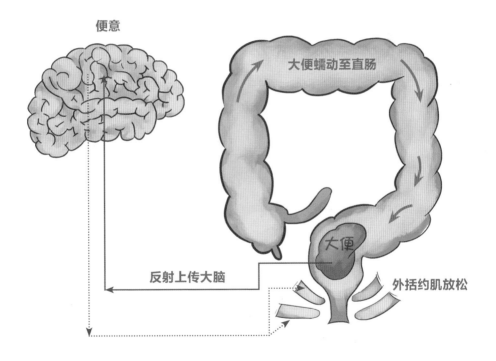

便意

大便蠕动至直肠

反射上传大脑

大便

外括约肌放松

　　正常人直肠壁内的感受器对粪便的压力刺激具有一定的阈值，当达到此阈值时即可引起排便反射。排便受大脑皮质的影响，意识可加强或抑制排便。如果对便意经常予以抑制，使已经到达直肠的粪便又返回到结肠，使直肠逐渐失去对粪便压力刺激的正常敏感性。久而久之，大肠对发出的便意信号反应越来越迟钝，渐渐地，就没有便意了，严重的甚至没有排便欲望了。另外，加之粪便在大肠内停留过久，水分吸收过多而变得干硬，又会进一步加重排便困难。

肠道敏感，
易受压力影响而不适

　　肠道，通过自主神经与大脑相连。自主神经分为交感神经和副交感神经，人体在正常情况下，交感神经和副交感神经处于相互平衡制约中。一旦交感神经处于上风，就会破坏自主神经的平衡，使肠道的蠕动变缓，肠壁肌肉运动失调，引发痉挛，进而导致腹痛、腹部不适、便秘或腹泻等排便障碍。压力过大或长期精神紧张是使交感神经处于上风的主要因素。

　　此外，有科学研究表明，人一旦压力过大，肠道内的有益菌就会减少，肠道菌群可能失去平衡而出现一系列的肠道疾病。肠道内细菌状态的紊乱又会导致压力加倍增大，造成恶性循环。

　　因此，维护肠道健康，还需要适当减压。

肠道功能，
随年龄的增长而衰退

　　正如我们的身体功能会随着年龄的增长而逐渐退化一样，肠道的健康与年龄也息息相关。肠道功能的衰退主要体现在以下三个方面。

吸收功能减弱

　　年龄增长，肠壁供血欠佳、肠壁黏膜逐渐萎缩、小肠上皮细胞数量减少等因素都会使肠道对钙、铁、维生素 B_1、维生素 B_{12}、维生素 A、胡萝卜素、叶酸以及脂肪的吸收减少。

运动功能减退

　　随着年龄的增长，口腔、胃、小肠和大肠等部位的肌肉逐渐萎缩、肌层变薄，肠道收缩力降低，蠕动减退，直肠对内容物压力的感觉亦减退。加之，老年人由于体力不足，活动量减少，或由于某些疾病而长期卧床，肠道运动功能也进一步衰退。

肠道环境恶化

　　肠道内的菌群随着人的年龄增加变化显著。随着年龄的增大，肠道内双歧杆菌逐渐减少甚至消失，而产气荚膜梭菌、金黄色葡萄球菌等有害菌大量增加，再加上老年人牙齿松动、脱落，或患有某些疾病，或喜欢进食精细软烂的少渣食物，都会使老年人肠道内有益菌减少，腐败菌增加，从而出现肠道菌群紊乱，诱发肠道疾病。

不正确地使用药物
只会加重肠道不适

一旦感觉消化不良、胃肠饱胀得难受，或遇到便秘、腹泻等问题，我们便努力通过药物加以改善。但长期不正确地使用药物，往往只会加重肠道损伤，引起更多健康问题。

不正确使用抗过敏药会减缓肠蠕动

抗过敏药，如苯海拉明、马来酸氯苯那敏（扑尔敏）等，以及某些胃药，如质子泵抑制剂奥美拉唑和抗酸药碳酸氢钠、氢氧化铝等，可能减缓肠蠕动。身体出现过敏症状时，不问缘由随意使用抗过敏药物，反而会让粪便在肠中停留时间变长。其中水分被过度吸收，粪便含水量减少，且在肠道内滞留变硬，会引起或加重便秘。

滥用降压药、镇痛药会让肠道变干

硝苯地平、维拉帕米、氢氯噻嗪等降压药，布洛芬、萘普生等解热镇痛药可能抑制黏液分泌，让肠道变干，引起便秘。在使用这些药物时，如果不注意使用方式和剂量，会使肠道变干。

盲目补钙，肠道罢工

对于肠道蠕动较慢的人群，比如老年人，如果补钙时贪多，吃钙片频率过高，或补钙的同时吃柿子、菠菜等草酸含量较多的食物，钙与食物中的草酸等成分结合，形成难溶物质，肠道负荷过重，可能罢工，引起便秘。

不正确使用抗生素破坏肠道菌群

青霉素、红霉素、氯霉素等抗生素还可能破坏肠道菌群的平衡，影响排便。如果长期使用这些抗生素，或不正确使用抗生素都会增加机体耐药性，破坏肠道内菌群平衡。

乱用泻药会损伤肠道功能

不少患者，尤其是女性患者，害怕便秘会让毒素在肠道堆积，导致脸上长斑，一便秘就赶紧用泻药。泻药虽然能缓解便秘，但如果长期用，可能损伤肠壁神经，影响肠道功能。

一般重度的肠道疾病需要通过手术来直接切除病灶，并在医生的指导下通过后续的药物治疗搭配食疗来逐步使肠道恢复健康，所以很少存在错误用药的情况。反而，是我们常见的便秘、腹泻常常存在错误用药的现象。由于这些症状常见，且市面上针对这些不适症状的药物也较多，很多患者往往一出现便秘或腹泻，便想要通过药物加以改善，以致逐渐形成药物依赖。

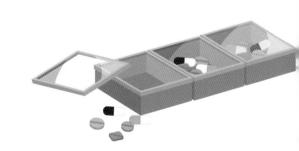

别依赖药物，
调整生活方式才是不二法门

除了年龄增长导致的肠道功能退化，患有某些先天性疾病所致的肠道功能受损外，其他引发肠道不适的因素，如生活作息不正常、饮食不当、不正确使用药物等，多属于人为因素。肠道疾病，刚开始时症状往往都很轻微，在日积月累之下才逐渐恶化，而恶化的原因就潜藏于日常生活的行为模式与习惯之中。

因此，想要改善肠道状况，关键在于调整生活方式。

当出现便秘、腹泻、臭屁、大便异常等肠道不适信号时，尽量避免使用药物，而应回想一下自己便秘、腹泻的原因在哪里。排除生活环境和饮食突然改变等突发因素之后，是不是还有一日三餐不规律、经常熬夜、久坐不动、常常因忙而忽略排便的情况。一旦找准引发不适的原因，便可有针对性地加以调整。

当然，引起肠道不适的原因很复杂。如果找不出适当的理由能够解释，或采取了一些诸如调理饮食、调整作息时间，以及消除常见的一些因素后尚不能缓解，或便秘、腹泻情况较严重、持续时间较长时，应该及时去医院检查，找出引起肠道不适的根本原因，并及时进行正确、有效地治疗。

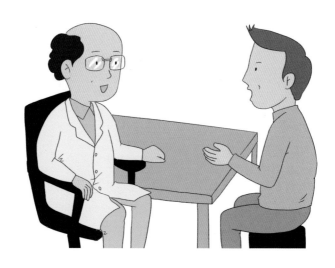

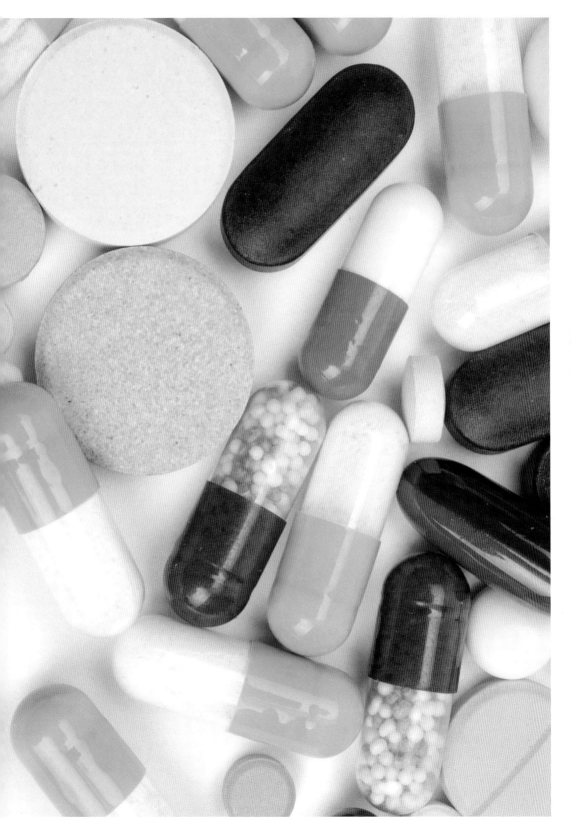

为肠道疾病所苦的现代人

忽视肠道不适，
小心众多疾病找上你

　　肠道健康时，肠道内有益菌的数量大大多过有害菌数量。人的食欲较好，排便定时通畅，皮肤看上去也有光泽、红润。一旦肠道出了问题，则会出现便秘、腹泻、肠易激、口臭、皮肤粗糙等健康问题。

　　对大多数人来说，即便是出现便秘、腹泻、口臭和皮肤粗糙等问题，往往也只是想到其他方面，并不会关注肠道的健康状况。经常忽视肠道不适，首先会影响人体的消化吸收功能，使免疫力降低、精神消沉，久而久之则可能出现更严重的慢性结肠炎、肠躁症、直肠癌、结肠癌等健康问题。同时，肠道不适还会影响到身体其他部位的病变，如肠道毒素通过血液侵入其他内脏，引发肝脏、肾脏的病变。

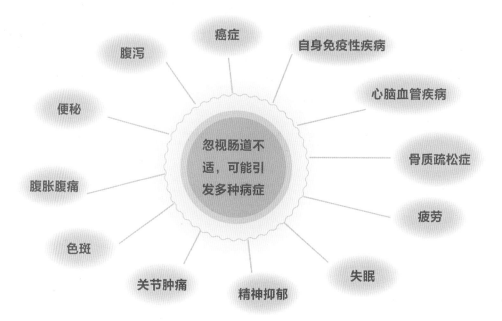

便秘与腹泻交替，
警惕大肠癌

大肠癌是全世界仅次于肺癌和乳腺癌的第三大常见恶性肿瘤。全球大肠癌每年新增病例超过100万。大肠癌早期会出现腹胀、不适、消化不良等症状，但生活中大多数人都不会重视。当出现排便习惯的改变，如便次增多、腹泻或便秘、便前腹痛，稍后即可有黏液便或黏液脓血便等症状时，可能已经到了大肠癌的中晚期。

腹泻与便秘经常交替出现，是大肠癌的警讯

便秘和腹泻，很多人都遇到过。一般的便秘或腹泻有明确的诱因，且通过改变饮食、生活习惯或用药能改善，持续时间在 10 ～ 15 日，通常无须担忧。不过，也有一些不正常的，吃药也止不住，持续时间过长，可能就和癌症扯上关系了。

腹泻是大肠癌患者常见的一种症状。目前在我国最常见的大肠癌发病部位是在靠近肛门的直肠，70% 的大肠癌都是发生在这一部位。在肠道中生长的

肿瘤不断增殖、坏死、脱落，会干扰整个肠道的内环境，引起肠道菌群失衡，导致排便次数增多。

大肠癌引发的腹泻，最典型的表现是腹泻和便秘相互交替出现。这是因为当肠腔中的肿瘤长得很大的时候，它会堵死肠腔里的管腔，使排便不畅。而当肿瘤脱落时，则有可能表现为腹泻。除了腹泻外，还有一个更多见的大肠癌症状就是便血。肿瘤在脱落过程中出血，在肠腔中是存不住的，就一定会随大便排泄出来。

大肠癌的早期信号

- ◎ 经常便秘和腹泻。
- ◎ 大便突然变细、粪便有凹槽、附有黏液等。
- ◎ 腹痛、腹胀，腹部有硬块。
- ◎ 反复便血。
- ◎ 发现有结肠多发息肉或乳头状腺瘤。
- ◎ 经久不愈的肛门溃疡、持续性的肛门疼痛。

小贴士

有家族大肠癌病史者，包括父母或者直系亲属有结肠癌或结肠息肉史的年轻人，要格外引起重视，一旦出现大肠癌的"早期信号"，请及早到医院检查、治疗。

大肠癌，
是可以预防、治愈的癌症

　　近年来，我国大肠癌的发病率逐年增高，每年新发病人数为13万～16万人，死亡人数为6万～9万人，多发于大中城市。在消化道肿瘤中，仅次于胃癌，位居第二位。这样说来，是不是得了大肠癌就意味着死亡呢？

　　医学研究证明，大肠癌是可以预防和治愈的。事实上，大肠癌从发生到发展成为癌，是一个漫长的过程，在这一过程中，如果我们能够早发现、及时处理，就能治愈大肠癌。正常情况下，正常的肠黏膜演变为大肠癌，至少需要5年，大多数需要近10年。所以，它首先表现为一个小的良性增生性的改变，然后变成一个良性的息肉，再逐渐变成癌。倘若我们能在增生或息肉阶段就加以干涉，便能阻止癌变的发生。

　　然而，从大肠癌患者出现不适到确诊一般需要3～12个月，几乎所有患者在初期都会有被自己或医生诊断为痔疮、肠炎、蛔虫症或胃病等曲折经历。这样的误诊也使多数患者错过了理想的治疗时间。

　　因此，警惕大肠癌的早期症状，积极进行有效的干预治疗，大肠癌是能够预防和早期治愈的。

肠躁症是什么？
1/10 的人都在经历

　　一紧张就拉肚子；压力大时就无法顺利排便；心情不佳时也会感到腹痛；没食欲，肚子总是胀胀的……如果你经常遭遇这样的困扰，小心，可能是患上了"肠躁症"。

　　肠躁症又称大肠激躁症、大肠急躁症、肠躁症候群，是现代很常见的肠胃功能障碍性疾病，会反复发作。女性出现此问题的比率约是男性的2倍。

　　肠躁症患者可能在任何时间发生一个或多个症状，不同时间发生的症状也不完全相同。肠躁症的症状大多跟排便有关，可能是突然想拉肚子，也可能是便秘伴随肚子胀痛，或经常肠鸣、胀气、恶心、胸痛等不良反应。这些症状的严重程度不一，变化也较大，在患者遭遇压力时，症状会加重。

　　肠躁症的发生大多是因为患者的肠道比较敏感或痉挛。通常，肠壁的肌肉温和规律地收缩和放松，将食物沿胃、小肠、大肠和肛门的顺序移动。然而，当患者食用过多产气类食物，或心理压力过大，或睡眠不足，或女性生理期，大肠容易因应激而失去规律性的收缩和放松，出现肠痉挛。另外，由于肠道发生痉挛的位置和范围不固定，当食物因肠内痉挛而移动太快或太慢时，便产生了不同的症状，如腹痛、腹胀等。

尽管肠躁症较为常见，且对人体影响较大，但目前没有一项特殊的检查能够确定，你是不是罹患肠躁症。换句话说，诊断肠躁症必须根据症状，并排除其他所有可能引起相似症状的疾病，例如感染、溃疡或癌症之后，才能确立肠躁症的诊断。因此，需先了解详细的症状和病史，在初步的身体检查之后，还要安排许多诊断检查（如血液化验、粪便化验、X线、内视镜筛检等），当检

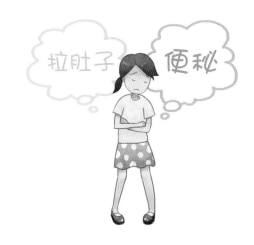

查结果皆正常，并无任何器质性异常时，才能诊断为肠躁症。

溃疡性结肠炎，罹患人数暴增中

溃疡性结肠炎又称慢性非特异性溃疡性结肠炎，是一种病因不明的直肠和结肠炎性病变，以腹痛、腹泻及里急后重为主要症状，多表现为慢性病程，反复发作、轻重不一。该病可见于任何年龄，一般以 20 ～ 30 岁较为多见，近年来罹患人数不断增多。

研究发现，在患溃疡性结肠炎 10 年以后，癌变的危险将呈倍数增加，且青少年时患溃疡性结肠炎，在中年后易癌变。溃疡性结肠炎对健康的危害不容忽视，应及早预防。

根据溃疡性结肠炎的临床表现和发展过程，可分为四种类型。

◎ 初发型：症状轻重不一，既往无溃疡性结肠炎病史，可转变为慢性复发型或慢性持续型。

◎ 慢性复发型：症状较轻，临床上最多见，治疗后常有长短不一的缓解期。复

发高峰多在春、秋季。在发作期结肠镜检查，有典型的溃疡性结肠炎病变，而缓解期检查仅见轻度充血、水肿。黏膜活检为慢性炎症，易误为肠易激综合征。

◎ 慢性持续型：起病后常持续有轻重不等的腹泻、间断便血、腹痛及全身症状，持续数周至数年，其间可有急性发作。本型病变范围较广，结肠病变呈进行性，并发症多。急性发作时症状严重，需行手术治疗。

◎ 急性暴发型：多见于青少年，起病急骤，全身及局部症状均严重。高热、腹

泻每日 20～30 次，便血量多，可致贫血、脱水与电解质紊乱、低蛋白血症，衰弱消瘦，并易发生中毒性结肠扩张、肠穿孔及腹膜炎，常需紧急手术。

由于溃疡性结肠炎是一种非特异性炎性疾病，临床表现多种多样，难以通过典型的临床特征做出诊断。因此，在平常应时刻警惕大便的特殊变化，尤其是便血时，应引起注意，及早到医院进行筛查和治疗。

慢性结肠炎患者，需警惕癌变

经常便秘、肠鸣，你可能不以为意，有时候吃点消炎药也能缓解症状。然而，当肠炎反复发作，经久不愈，形成慢性结肠炎可就不再是小事儿了。

慢性结肠炎，是一种慢性、反复性、多发性，以乙状结肠和直肠为发病部位，以腹痛、腹泻、肠鸣、下坠、大便带黏液或脓血，便秘或干稀便交替出现，病程缠绵、反复发作为特点的肠道炎症。慢性结肠炎的发病年龄一般在 20～50 岁，尤以 20～30 岁最为多见，无明显的男女差别。

相较于一般慢性疾病，慢性结肠炎，尤其是溃疡性结肠炎都会给患者带来较大的痛苦。同时，随着病程的延长，慢性结肠炎发生癌变的概率也大大增加。

一般而言，慢性结肠炎会引起三大癌变。

直肠息肉癌 直肠息肉多数没有症状，大多数患者是在常规的结肠镜检查时发现的。大多数息肉见于 40 岁以上成人，尤其是成年男性。直肠息肉是指直肠黏膜上的隆起性病变，息肉质地一般较软，可以单发，也可以多发。直肠上布满了大小不等的息肉，多数息肉直径在 1cm 左右。近年来认为结直肠癌来自于息肉，因此直肠息肉作为癌前病变更加受到人们的重视。

直肠癌 直肠是大肠癌好发的部位，占大肠癌的 70%，为消化道常见的恶性肿瘤，发病率高，仅次于肺癌和乳腺癌。发病年龄在 40 岁以上，近年来有年轻化的趋势。它是由肠炎反复发作，肠黏膜被破坏，溃疡修复增生，肉芽组织形成过程中发生癌变的。

肠道狭窄及梗阻容变癌 属于直肠壶腹部癌，因多是溃疡型，而直肠壶腹部较宽阔，估计 1～2 年才引起狭窄梗阻。大便形态变细，排便困难，便秘，引起腹部不适，气胀及疼痛。由于粪便堆积，梗阻在上段乙状结肠部位，有时在左下腹部可扪及条索状肿块，引起肝大、黄疸，腹腔积液等症状。全身症状可有贫血等恶病质现象，有时还可出现急性肠梗阻，下消化道大出血及穿孔。

然而，在现实生活中，很多人对慢性结肠炎缺乏足够的认识。有人认为结肠炎可以不治而愈，因此忽视病情，致使病情加重和变得复杂；还有些人轻信偏方，盲目治疗，其结果只是越治越重，进而出现中毒性肠扩张、肠狭窄、肠息肉、结肠癌等严重并发症。因此，不管是什么原因引起的结肠炎，都应积极就医，科学治疗。

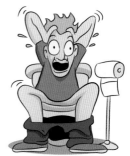

克罗恩病是什么？
肠道免疫失控了

克罗恩病，又称局限性回肠炎、局限性肠炎、节段性肠炎和肉芽肿性肠炎，是一种原因不明的肠道炎症性疾病。克罗恩病的发病原因不明，目前倾向于多种致病因素综合作用的结果，如遗传、机体免疫异常、环境等。

克罗恩病与肠道免疫系统有关

研究表明，克罗恩病患者的免疫系统反应异常——它把对人体有益的细菌、食物和其他物质当成外来有害的物质"攻击"。在"攻击"期间，白细胞在肠道内壁聚集并引发炎症，炎症不断加重则会诱发溃疡和肠道损伤。

然而，目前不确定异常的免疫系统是克罗恩病的原因还是结果。换句话说，是克罗恩病导致异常的免疫系统反应，还是异常的免疫系统反应导致克罗恩病，目前尚无定论。但无论是哪种，不可否认，克罗恩病与免疫系统息息相关。所以，提升免疫系统功能，对防治克罗恩病大有裨益。

克罗恩病的常见症状

克罗恩病起病大多隐匿，从发病至确诊往往需要数月，甚至数年。主要的临床表现有以下几个方面。

◎ 腹泻：多数每日大便2～6次，一般无脓血或黏液，如直肠受累可有脓血及里急后重感。

◎ 腹痛：多位于右下腹，与末端回肠病变有关，餐后腹痛与胃肠反射有关。肠黏膜下炎症刺激痛觉感受器，使肌层收缩，肠壁被牵拉而剧痛。

◎ 发热：活动性肠道炎症及组织破坏后毒素的吸收等均能引起发热。一般为中等度热或低热，常间歇出现。急性重症病例或伴有化脓性并发症时，多可出现高热、寒战等毒血症状。

◎ 腹块：约1/3病例出现腹块，以右下腹和脐周多见。肠粘连、肠壁和肠系膜增厚、肠系膜淋巴结肿大、内瘘形成以及腹内脓肿等均可引起腹块。

◎ 便血：与溃疡性结肠炎相比，便鲜血者少，量一般不多。

◎ 其他表现：有恶心、呕吐、纳差、乏力、消瘦、贫血、低白蛋白血症等营养障碍和肠道外表现以及由并发症引起的相关临床表现。

肠道是会思考、有情绪的"第二大脑"

肠脑相连，
大脑里的麻烦事，肠子也知道

肠道被认为是最能表达情绪的器官，心理上点滴的波动都能被它未卜先知。科学家发现，很多肠道疾病都和人的情感经历相关。情感经历坎坷的人罹患肠道疾病的概率会增加。

当工作不顺心，精神压力大，与同事或家人争吵之后，或出现重大的突发事件时，往往没有食欲；有的人生气时，可出现上腹痛、腹胀、胸闷等不适反应……致使你出现上述反应的并非是藏在颅骨里的那个大脑，而是你的"另一个大脑"——肠道。

是的，你没有看错，你的确还有"另一个大脑"，即肠道。肠道一方面受丘脑自主神经系统的支配；另一方面也可以独立思考，不用受大脑支配而完成消化、排泄工作，同时通过迷走神经将信息传递给大脑。

所谓"脑肠相连"，即大脑的信息会通过脊髓、自主神经，传导到位于肠管黏膜中的神经细胞中，使肠道做出反应。这是因为，肠道中分布着一亿个以上的神经细胞，且拥有完善的信息接收系统，是除了大脑之外，最敏感细腻的人体器官。肠神经系统分布于肠道肌肉层间及黏膜下层，操纵着肠胃蠕动、血

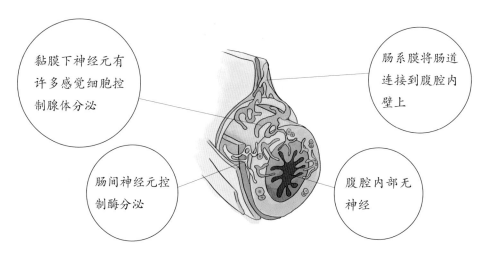

黏膜下神经元有许多感觉细胞控制腺体分泌

肠系膜将肠道连接到腹腔内壁上

肠间神经元控制酶分泌

腹腔内部无神经

液流速、消化液分泌和各种激素分泌。虽然你意识不到自己的肠道正在进行"思考"，但是肠神经系统确实可帮助你察觉环境中的各种状况，进而影响你做出反应。

女性肠道疾病的发病率普遍高于男性。因为女性比较敏感，容易产生焦虑情绪。当肠胃感觉到这些负面情绪时，就会直接用痉挛和腹泻来做出反应，引起肠胃不适等症状。

90% 的疾病都始于肠道

人的肠道有 8~10m，平均每隔 3.5cm 就有一个弯折，肠道表面积大，接触外来细菌的机会最多。同时，人体中 99% 的毒素是由肠道产生的，人体中 84% 的致病菌是在肠道内滋生的。一旦肠道健康受损，疾病丛生。

慢性病是以肠胃为中心，逐步形成并扩散到各个系统的，当其他系统出现病变时，肠胃是首先进入疾病状态或发生病变的，即"肠胃中心论"。

肠道垃圾堆积

在内外因素的共同作用下，成年人的体内平均有 3~6.5kg 的肠道垃圾。即便我们每天都排便，也总会有一些食物残渣滞留在肠道的褶皱内，日积月累，它们在细菌的作用下干结、腐败、发酵，逐渐形成黑色、有恶臭、有毒的肠道垃圾。

肠道垃圾在有害菌群作用下，腐败、变质，释放大量毒素，一方面直接损害肠道健康；另一方面进入血液循环，侵袭其他内脏器官。肠道垃圾堆积，会导致口臭、臭屁增多、大便干结、各种皮肤问题等，进而还会损害肝脏、肾脏功能。

肠道菌群失衡

肠道微生物的分布、种类、数量和比例有一定的规律，与人和环境保持着动态平衡。饮食结构变化、年龄增长、四季变迁等都会影响菌群变化，甚至情绪、睡眠、工作紧张程度等也会通过神经内分泌系统间接影响肠道微生态。

肠道菌群就像人的另一个器官，在食物分解、营养吸收、免疫反应、新陈代谢方面发挥着重要作用。肠道菌之间互相制约，互相依存，形成了一种动态平衡。一旦平衡被破坏，引起肠道菌群和功能失衡，就会引发各种疾病。

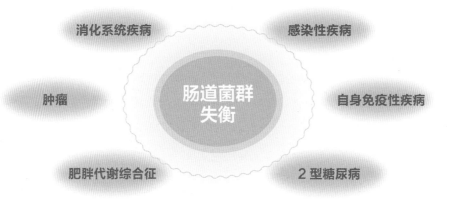

肠道不仅是消化器官，也是免疫器官

很少有人知道，人体重要的免疫器官其实还有常常被人忽视的肠道。肠道有人体70%以上的免疫细胞，抵挡着各种病毒的入侵。与此同时，人体其他的免疫器官，如肝、脾、胸腺等，都需要肠道提供的营养来生存。从这个意义上说，肠道是人体最大的免疫器官，肠内菌群平衡是维持人体健康的基础，一点也不为过。

肠道虽然在身体内部，其实却像由口到肛门的一条"管道"，是对外界环境开放的系统。虽能获取好的东西，同时，外界的细菌、病毒也很容易入侵肠道。肠道一方面要吸收和消化营养，另一方面要抵御细菌、病毒的侵袭。

人体的消化道免疫系统由免疫细胞、免疫球蛋白（抗体）及肠道细菌组成。人体肠道内的微生物中，超过99%都是细菌，存活着100多种不同种类的细菌；人体有70%以上的免疫细胞，如巨噬细胞、T细胞、B细胞等集中在肠道；还有70%以上的免疫球蛋白分布在肠道。所以，从这一点上说，肠道是最重要的免疫器官。

肠道黏膜具有对抗潜在病原微生

物入侵的生理屏障和免疫防线的双重作用。肠道黏膜内含有丰富的淋巴组织，在这些淋巴组织中含有大量的肠黏膜上皮细胞、M细胞、抗原呈递细胞（Apc）、巨噬细胞、树突状细胞（DC细胞）、肥大细胞、嗜酸性细胞、K细胞、记忆B细胞和T细胞等。另外，在肠道黏膜上，还存在一种重要的物质——IgA（免疫球蛋白A），它能使一些病原体和毒素变得无害。这些细胞、组织相互作用，共同帮助人体抵抗有害菌的侵袭，维持肠道内健康。

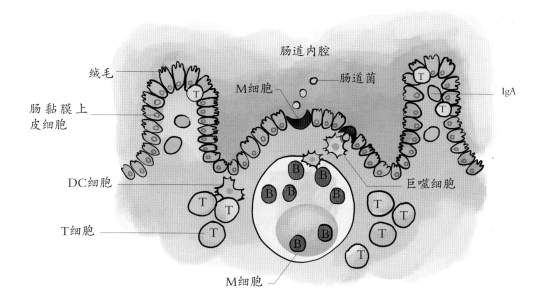

小肠，
消化吸收的主要阵地

小肠位于腹中，长5～7m，小肠上口起于胃的幽门处，迂回弯曲，下口与大肠相接，是食物消化吸收的主要场所。

小肠的结构

小肠，一般根据形态和结构变化分为三段，分别为十二指肠、空肠和回肠。

十二指肠位于腹腔的后上部，全长25cm。它的上部（又称球部）连接胃的幽门部，是溃疡的好发部位。肝脏分泌的胆汁和胰腺分泌的胰液，通过胆总管和胰腺管在十二指肠上的开口，排泄到十二指肠内以消化食物。

空肠连接十二指肠，占小肠全长的2/5，位于腹腔的左上部。

回肠位于右下腹，占小肠全长的3/5。空肠和回肠之间没有明显的分界线。

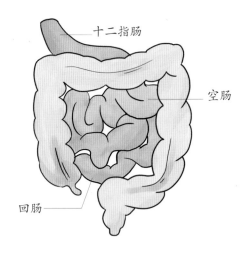

小肠的功能

小肠是食物消化、吸收的主要场所，同时，小肠还能分泌小肠液，以不同的运动形式促进消化、吸收或推送食糜。

● 消化功能

肝脏分泌的胆汁和胰腺分泌的胰液经导管流入小肠，与分布在肠壁内的许多肠腺分泌的肠液，共同作用，将食物进一步消化。

● 吸收功能

小肠能吸收葡萄糖、氨基酸、甘油和脂肪酸，以及大部分的水分、无机盐和维生素。一般，糖类、蛋白质及脂肪

的消化产物大部分在十二指肠和空肠内吸收，到达回肠时基本上吸收完毕，只有胆盐和维生素B_{12}在回肠部分吸收。

● 分泌功能

小肠的分泌功能主要是由小肠壁黏膜内的腺体（十二指肠腺和肠腺）完成的。正常人每天分泌1～3L小肠液。小肠液的成分比较复杂，主要含有多种消化酶、脱落的肠上皮细胞以及微生物等。消化酶在将各种营养成分进一步分解为最终可吸收的产物的过程中具有重要的作用。

● 运动功能

小肠的运动功能主要体现在不同的运动形式中。小肠运动形式主要有：紧张性收缩，它使小肠保持一定的形状和位置，并使肠腔内保持一定压力，有利于消化和吸收；分节运动，其作用是使食糜与消化液充分混合，增加食糜与肠道黏膜的接触，促进肠壁血液和淋巴回流，有助于消化和吸收；蠕动，其作用是将食糜向远端推送一段，以便开始新的分节运动。

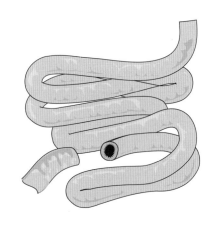

大肠，
人体重要的"垃圾集中营"

大肠对食物残渣中的水液进行吸收，并将食物残渣形成粪便，再排出体外，是消化吸收的最后环节。大肠起自回肠，下端连接肛门，成人大肠全长约1.5m，全程形似方框，围绕在空肠、回肠的周围。

大肠的结构

大肠可分为盲肠、结肠和直肠。

盲肠为大肠起始的膨大盲端（管道死端），长6~8cm，位于腹部右下方，向上通升结肠，向左连回肠。

结肠是介于盲肠和直肠之间的部分，按其所在位置和形态，又分为升结肠、横结肠、降结肠和乙状结肠四部分。结肠内壁不断地蠕动会把肠道内的便料推入下段肠道。

直肠为大肠的末段，长15~16cm，位于骨盆内。上接乙状结肠，下端以肛门而终。直肠可以吸收少量的水、盐、葡萄糖和部分药物，也能分泌黏液以利排便。

大肠的功能

大肠是消化道的小段，其主要功能是形成和贮存粪便、分泌黏液。另外，它还具有引起排便反射的作用。

● **形成和贮存粪便**

从小肠流出的食物残渣和剩余水分进入大肠后，大肠将其中的部分水分和电解质重新吸收，并使残渣变为固态而以粪便的形式留存在乙状结肠内。大肠的蠕动速度与小肠相比要慢很多，同时大肠的管径粗大，为贮存粪便提供了很大的空间。

● **分泌黏液**

大肠黏膜上有很多肠腺，这些肠腺主要的功能是分泌大肠液。大肠液中的水分经结肠重吸收后，只留下浓稠的黏液，使粪便易于下行。同时，大肠黏液有保护肠壁免受机械损伤，免遭细菌侵蚀的作用。

● **引起排便反射**

当结肠发生强烈的推进性运动时，储存在结肠内的粪便即被送入结肠下端，直至直肠。此时，肛门外括约肌收缩，阻止粪便排出。直肠内的粪便逐渐积聚增多，到直肠内容物的总量为150~200mL、压力达7.33kPa时，可引起排便反射。

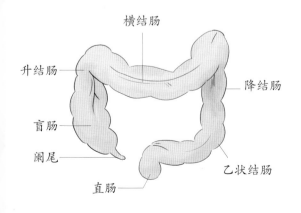

横结肠

升结肠

降结肠

盲肠

阑尾

乙状结肠

直肠

四

大便和肠道菌中的健康警示

从食物到粪便，是怎样的过程

从食物进入口腔，到最后被排出体外，大概需要24小时。这个过程的完成，需要口腔、食管、胃、小肠、大肠等身体多个消化器官的参与。具体过程如下：

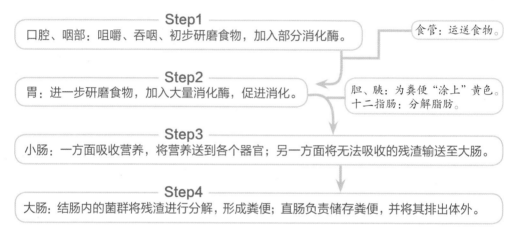

Step1
口腔、咽部：咀嚼、吞咽、初步研磨食物，加入部分消化酶。

食管：运送食物。

Step2
胃：进一步研磨食物，加入大量消化酶，促进消化。

胆、胰：为粪便"涂上"黄色。
十二指肠：分解脂肪。

Step3
小肠：一方面吸收营养，将营养送到各个器官；另一方面将无法吸收的残渣输送至大肠。

Step4
大肠：结肠内的菌群将残渣进行分解，形成粪便；直肠负责储存粪便，并将其排出体外。

粪便的颜色与形状是健康的测量表

如果不是在医院进行详细的肠内检查，在日常生活中一般人是根本无法观察肠内情况的。而粪便就像镜子，可以直接反映肠内情况。因此，我们可以根据粪便的颜色、形状，就可以了解体内的状况，借此了解我们的健康状况。

从粪便颜色看健康

在肠道健康与粪便的关系中，粪便颜色是辨别肠道健康状况的重要方式之一。一般有以下几种情况：

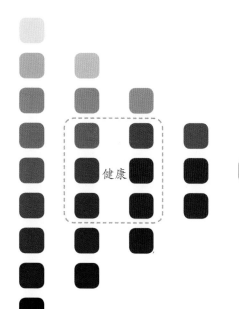

健康粪便的颜色

健康粪便所呈现的颜色如图，整体上呈较浅的棕褐色到中等深度的棕色。偶尔因饮食中摄入过多绿色蔬菜而使粪便偏绿色也是正常的。

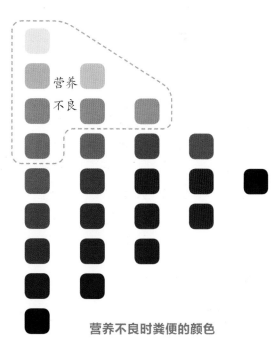

营养不良时粪便颜色如图所示，颜色较浅。只要改变饮食结构，正确进食，粪便颜色就会呈现健康的棕色。

营养不良时粪便的颜色

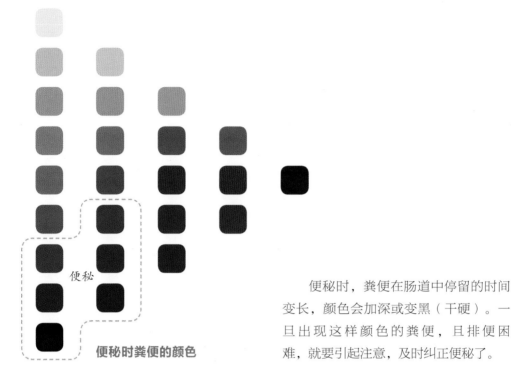

便秘

便秘时粪便的颜色

便秘时，粪便在肠道中停留的时间变长，颜色会加深或变黑（干硬）。一旦出现这样颜色的粪便，且排便困难，就要引起注意，及时纠正便秘了。

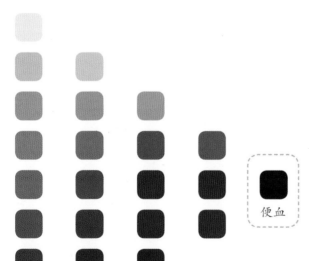

便血

便血时粪便的颜色

如果粪便中有大量的血迹或血丝，就需要引起警觉了。除了痔疮、肛门附近出血外，肠道出血、霍乱等也会使粪便变成红色。另外，上消化道出血引起的便血，粪便呈黑色、似柏油般黏稠。

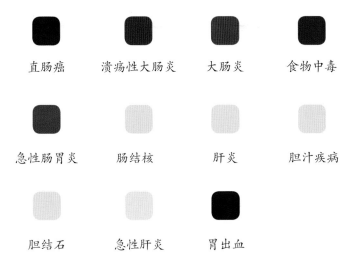

直肠癌	溃疡性大肠炎	大肠炎	食物中毒
急性肠胃炎	肠结核	肝炎	胆汁疾病
胆结石	急性肝炎	胃出血	

生病时粪便的颜色

如上图所示，生病时，人体的粪便会呈现出异常的颜色。

从粪便形状看健康

粪便里有70%～80%的水分，而排除水分后的固体物质里，大约有1/3是食物残渣，而剩下的2/3就是肠道菌及其"尸体"，以及剥落的肠壁等。1g粪便里约有一千亿个菌，粪便可说是肠道菌的集合体。同时，粪便的成形与饮食结构，肠道状况密切相关。通过粪便的形状也可了解健康状况。

一般而言，人体粪便有以下几种主要形状。

◎ 香蕉状：如果每天排出这样的粪便，恭喜你，你的肠道是健康的。

◎ 块状：大便中水分含量少，排便吃力，这是肠道运动衰弱的表现。经常排这种粪便一般预示肠内出现病变，如各种炎症，有时甚至是癌。

◎ 泥状：泥状的大便告知肠内已经积满了宿便，肠道运动受到了极大的阻碍。长期下去会导致营养不良，进而引发多种疾病。

◎ 水状：这种粪便通常是一些恶性疾病的征兆，说明肠道运动几乎停滞，食物和水被原封不动地排泄出来。

◎ 柱状：排这种粪便说明体内水分缺乏，肠道运动不太舒畅。这样的粪便很容易积累在肠内，形成宿便，成为各种疾病的根源。

◎ 半链状：大便中水分多，说明肠的吸收运动出现了问题，不能充分吸收水分，对营养物质也不能很好地吸收。

布里斯托大便分类法

第一型	一颗颗硬球		便秘
第二型	香肠状，但表面凹凸		
第三型	香肠状，但表面有裂痕		
第四型	香蕉状		正常
第五型	断边光滑的柔软块状		
第六型	泥状		
第七型	水状，无固体块状		腹泻

粪便，
关乎健康和美丽

　　排便是人体新陈代谢，排除代谢废物的主要形式。粪便中除水分外，其余大多是未消化或者多余的蛋白质、矿物质、脂肪、食物残渣以及从肠道脱落的细胞和死掉的细菌。所以，排便实际上就是人体自然排除废弃物的一个过程，也是排毒的一种形式。

　　在正常情况下，人们每天的饮食经过消化吸收之后，食物残渣大多会以粪便的形式被排出体外，从而维持了人体正常的新陈代谢，保持健康和美丽。

　　粪便停留在肠道内的时间一旦过长，一方面体内多余的脂肪堆积在肠道内，引发肥胖问题；另一方面，粪便在肠道内异常发酵，生成有害物质，破坏肠道菌群平衡，进而降低人体的免疫力与代谢力，也容易引发肌肤粗糙、肤色暗沉、肩颈酸痛、疲劳倦怠、烦躁焦虑等各种不适症状。

与人体共生互利的
肠道菌

　　人一来到这个世界，只需要几小时，体内就会形成一个健壮、完善的小世界——肠道菌群。肠道菌群由100太(1太=1万亿)个细菌"小兵"组成，它们能制造营养物质，指挥人体代谢，维持正常的免疫力，保证人体的健康。

肠道菌群小介绍

数量：100太个细菌。

种类：500 ~ 1000 个，常见的有大肠埃希菌、乳酸菌、厌氧菌、双歧杆菌等。

根据地：肠道菌群主要存在于小肠和大肠，以大肠为主。

第一根据地：结肠（主要菌群所在地，菌群的工作场所）

第二根据地：盲肠（菌群的仓库，平衡菌群）

人们常常谈"菌"色变，殊不知细菌也有好坏之分。在肠道菌群中，有对人体健康起保护作用的"有益菌"，有爱作怪的"有害菌"，还有一群中立、敏感的"条件致病菌"。正常情况下肠道菌群处于一种动态的平衡中，肠道菌的种类、定植位置、数量等都是相对稳定的。然而，随着年龄的增长，饮食结构和生活环境的变化，肠道菌群结构也会随之改变。另外，肠道菌相互作用、药物等因素也会改变肠道菌群的结构。

肠道内的三种菌群和影响菌群结构的四大因素

有益菌
双歧杆菌
乳杆菌等

条件致病菌
大肠埃希菌
链球菌等

有害菌
金黄色葡萄球菌
痢疾志贺菌等

人体自身的因素
·年龄
·肠道的酸碱性
·胆汁及消化酶的分泌
·肠道黏液的分泌

环境因素
·生活环境突然改变
·压力

肠道菌的相互作用
·营养竞争
·相互抑制
·协同作用

饮食因素
·膳食纤维的摄入
·药物

肠道菌与人体健康

肠道菌群是存在于肠道的微生物群，它与人体(宿主)存在共生关系。肠道菌不仅对食物的消化和营养吸收有直接影响，还对疾病预防和治疗起着重要作用。

肠道菌能促进消化吸收

人体的健康离不开蛋白质、脂肪、维生素、糖类及多种微量元素的摄入，而这些物质在体内的吸收分解等一系列复杂的过程与肠道菌群息息相关。肠道菌中的双歧杆菌、乳杆菌等能合成多种人体生长发育必需的维生素，如B族维生素、维生素K等，还能利用蛋白质残渣合成非必需氨基酸，并参与糖类和蛋白质的代谢，同时还能促进铁、镁、锌等矿物元素的吸收。

肠道菌影响着机体免疫力

由双歧杆菌、乳杆菌等组成的"膜菌群"通过占位保护、产生细菌素、有机酸、过氧化氢等物质，阻挡或抑制致病菌或条件致病菌侵袭肠黏膜产生非特异性免疫效果。肠道菌群作为抗原可刺激和促进免疫系统的发育和其功能的成熟，使机体获得对许多致病菌及其毒素的免疫力，发挥特异性免疫功效。然而，一旦致病菌数量占优势，则会破坏人体免疫。

肠道菌影响肿瘤

肠道菌群中的大肠埃希菌、梭状芽孢杆菌、肠球菌、拟杆菌等能促使食物中的亚硝酸盐与胺结合成具有较强致癌作用的亚硝酸胺。而肠道菌群中的有些菌群如双歧杆菌、乳杆菌等能将亚硝酸胺降解为亚硝酸盐与胺，起到抑癌作用。所以，肠道菌群是促癌还是抑癌，关键取决于哪些菌群占优势。

肠道菌影响胆固醇吸收

有些肠道有益菌群，如结肠道菌群在微生态平衡的情况下，可减少胆固醇的吸收，降低血液中的内毒素浓度。

肠道菌影响人体排便

正常情况下，肠内菌群中的有益菌占优势，人体排便会较为顺畅。如果在肠道中有益菌减少，粪便中缺少有益菌和水分，粪便又干又硬，便秘就在所难免了。

由此可见，肠道菌群与人体健康关系密不可分。如果肠道菌群紊乱，那么身体健康也会受到威胁。因此，保护好肠道，维持肠道菌群生态系统平衡至关重要。

好的肠道菌
VS. 坏的肠道菌

在肠道菌群中，既有对人体健康有益的菌群，也有危害健康的菌群，即一般所说的"有益菌"（也叫益生菌）和"有害菌"。

肠道菌对比

	代表菌	对人体的作用
好的肠道菌	拟杆菌、双歧杆菌、乳杆菌、丙酸杆菌等	· 降低胆固醇和血脂 · 促进维生素合成 · 促进钙、铁、维生素 D 的吸收 · 提高免疫力，抑制病原菌在肠内繁殖 · 抗癌
坏的肠道菌	金黄色葡萄球菌、产气荚膜杆菌、痢疾志贺菌、伤寒沙门菌、病原性大肠杆埃希菌等	· 排泄不顺畅，肠内囤积粪便或腹泻 · 产生氨水、硫化氢等有害物质 · 再次吸收对身体有害的物质 · 提高肠壁 pH 值，使肠壁所具有的免疫力下降

　　肠道内的有益菌和有害菌每天都在为争夺肠道内主导权而相互搏杀。当外来细菌入侵人体，肠道菌群与之竞争，有益菌够"强壮"的话，有害菌会被淘汰出体外，不影响人体正常运转。反之，当有益菌处于劣势，有害菌数量则会增多，引起腹泻、便秘、呕吐等不适症状。

　　通常，有益菌和有害菌在肠内保持平衡状态，但这种平衡状态会随着人年龄的增长而变化。婴幼儿时期，肠道内有益菌占优势，数目较多。随着年龄的增长，开始食用杂食类食物，偏食、新陈代谢不佳、体内酸碱不平衡、严重感染、服用抗生素等都会造成体内免疫力下降、肠胃功能失调，从而使得有害菌如大肠埃希菌、魏氏杆菌、金黄色葡萄球菌等占优势，而有益菌数目逐渐减少。老年期身体功能自然退化，肠道活力也自然衰退，老年人肠道中的乳杆菌和双歧杆菌的数量大幅降低。

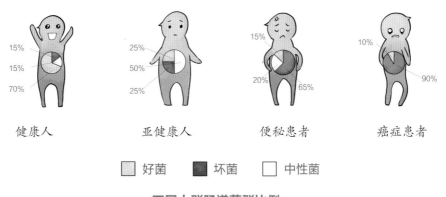

不同人群肠道菌群比例

　　由此可见，维持肠道菌群的平衡状态，关键在于使有益菌占主导地位，这是保证机体健康的重要环节。

肠龄自我评估，测知你的健康

什么是肠龄

说起衰老，很少有人会把它与"肠道"联系起来。实际上，肠道也有年龄，肠龄可以在一定程度上反映人体的健康和衰老程度。

人除了心理年龄、生理年龄，还有"第三年龄"——肠道年龄。肠道年龄，主要是指肠道内各种细菌的平衡程度，并以此来预测肠道的老化状态以及疾病的发病率，从而评估人体的健康状况。其判断标准，就是有益菌的比例。有益菌比例越高，肠道年龄就越年轻；反之，肠道年龄越大。

一个健康的婴儿，他的肠道内充满了双歧杆菌、乳杆菌、大肠埃希菌等细菌，种类达100多种，其中双歧杆菌占细菌总数的90%～95%。随着年龄的增长，肠道内菌群分布会出现较大的变化，一个中年人可能有着10岁、20岁的肠龄，而一个20岁或30岁的人，也可能会有着老龄化的肠道。由此可知，"肠龄"其实是可调节的，只要方法得当，人人都可以拥有1～10岁的健康肠龄。

测测你的肠龄

看看下面哪些项与你符合，测测自己当下的肠龄为多少。

◎ 我经常匆忙地吃早餐。

◎ 我不吃早餐。

◎ 我吃饭的时间不固定。

◎ 我很少吃蔬菜、水果。

◎ 我经常喝可乐、咖啡。

◎ 我每周至少有4次在外用餐。

◎ 我不喜欢喝牛奶或酸奶。

◎ 我爱吃肉食。

◎ 我挑食，很多东西都不吃。

◎ 我烟瘾、酒瘾很大。

◎ 我看起来比实际年龄老。

◎ 我的皮肤经常皲裂、起疹子。

◎ 我心里总是感觉有压力。

◎ 我有失眠问题，睡眠时间不够充足。

◎ 我经常熬夜或加班。

◎ 我经常会很郁闷、很苦恼，很少有开心的日子。

◎ 我长期从事室内伏案工作，运动量太少。

◎ 我大便时间不规律。

◎ 我经常便秘。

◎ 我觉得我的粪便没有完全排出去。

◎ 我有口臭的问题。

◎ 我感觉排出的粪便很硬。

◎ 我排出球状的粪便。

◎ 我有时会排出软便。

◎ 我排出的粪便颜色偏黑。

◎ 我排出的粪便有恶臭。

◎ 我排出的粪便直接沉到马桶底部。

测试分析：

6项或更少——肠道年龄20岁，肠道功能正常，健康、青春、有活力。肠道健康维持得非常好，请继续保持。

7～11项——肠道年龄45岁，肠道略老化，健康亮起黄灯。稍微调整一下，你的肠道状况将会更好。

12～16项——肠道年龄70岁，肠道已经老化，健康等待救援，必须多一点改变才能让肠道保持健康。

17项或更多——肠道年龄95岁，肠道极度老化，健康状况令人担忧，请积极改善符合的项目。

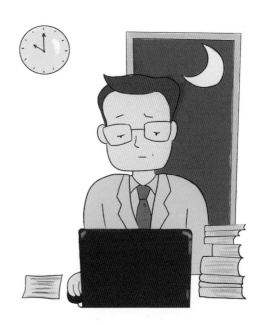

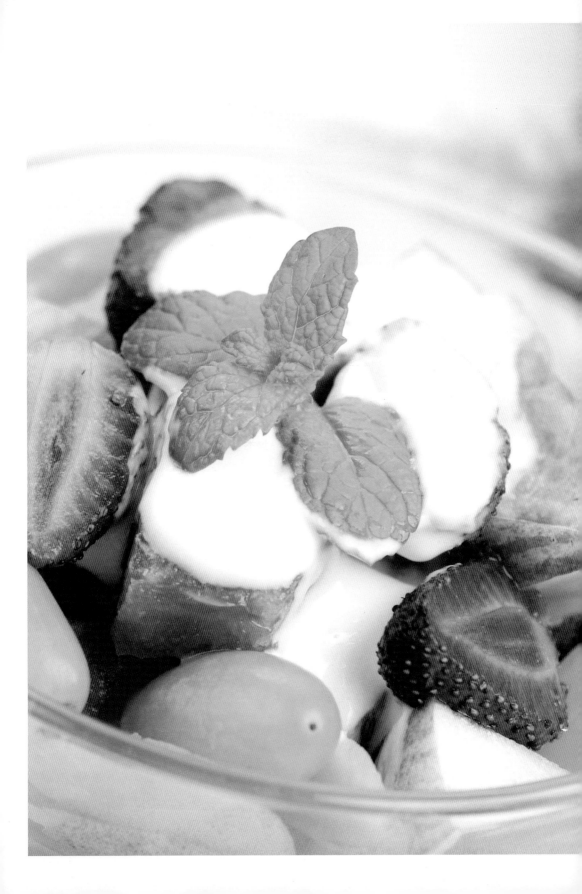

PART 2

吃对食物
——补益肠道元气

"即使天天吃蔬菜，还是拉不出来……""几乎每天都在拉肚子，搭车时更是痛苦得不得了……"你是否也有以上肠道不适的问题呢？生活越来越好，饮食越来越精细，可肠道问题却越来越多。本章教你吃对食物，补益肠道元气，轻松抗击便秘或腹泻，还你健康肠道！

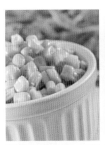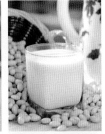
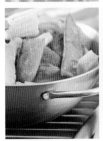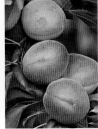

饮食解密，提升排便力

改善便秘的关键营养素

膳食纤维

　　膳食纤维主要来自于植物的细胞壁，包含树脂、果胶、木质素、纤维素、半纤维素等。膳食纤维被誉为"肠道清道夫"，包括水溶性和不可溶性两种。水溶性膳食纤维能软化粪便，增加肠道有益菌数量，调整人体内微生态平衡；非水溶性膳食纤维能在肠道内吸水膨胀，刺激肠壁，加快肠道蠕动以及吸附有害物质，并将其排出体外。

　　主要食物来源为糙米、玉米等粗粮；根茎类和海藻类食物，如牛蒡、紫菜等。

乳杆菌

　　人体肠道中存在着约一百万亿个细菌，其中既有有益菌也有有害菌，而乳杆菌是对肠道有益的细菌。乳杆菌能改善消化不良、便秘，预防腹泻、胃溃疡，以及促进维生素的吸收和利用。所以，发生便秘的人群，可适量补充含乳杆菌的食物，有助于缓解症状。而且，这是促进肠道健康的一种非常有效的方式。

　　乳杆菌的食物来源主要是牛奶、酸奶、豆浆、醋，以及葡萄、樱桃等水果。

寡糖

　　寡糖又称低聚糖，可改善人体内微环境，有利于双歧杆菌和其他有益菌的增殖；经代谢产生有机酸使肠内 pH 值降低，抑制肠内沙门菌和腐败菌的生长；调节胃肠功能，抑制肠内腐败物质产生，改变大便性状，防治便秘，并增加维生素合成；寡糖类似水溶性植物纤维，能改善血脂代谢，预防便秘患者并发多种疾病。

　　在大蒜、洋葱、芦笋、黄豆、蜂蜜等食物中都有少量寡糖存在。此外，寡糖作为一种食物配料被广泛应用于乳制品、乳杆菌饮料、谷物食品、保健食品中。

维生素E

维生素E是一种脂溶性维生素，可以消除体内多余的自由基，减缓机体的衰老进程，降低便秘、癌症、心脑血管疾病等的发病率。

维生素E不能够由人体自身合成，必须从外界食物中摄取。一般来说，瘦肉、乳类、蛋类、压榨植物油、蔬果等食物中含有较多的维生素E。

维生素C

维生素C是一种抗氧化剂，每天补充适量的维生素C可促进消化系统的健康，增强消化功能，有助于预防结肠癌，减少消化不良、便秘等。

维生素C的主要食物来源是新鲜蔬菜与水果。蔬菜中的青椒、豆角、菠菜、土豆、韭菜等的维生素C含量丰富；水果中，酸枣、鲜枣、草莓、柑橘等的维生素C含量较多。

B族维生素

B族维生素包括维生素B_1、维生素B_2、维生素B_6、维生素B_{12}、泛酸、烟酸等，是促进体内代谢不可缺少的营养成分。如果缺少B族维生素，细胞的功能就会降低，引起代谢障碍，易出现食欲减退、消化不良、便秘等症状。

小麦胚芽、动物肝脏、菠菜、香菇、香蕉、坚果等食物中含有较多的B族维生素。

镁

镁不仅能激活体内多种酶的活动、调节神经功能、参与蛋白质合成，还能影响人的情绪。实验证明，镁具有轻泻、软化粪便的作用，适量摄取有助于通便。

含镁丰富的食物主要有小麦、荞麦、玉米、高粱面、紫菜等。

钾

钾可以调节细胞内适宜的渗透压和体液的酸碱平衡，参与细胞内糖和蛋白质的代谢。人体严重缺钾时，可导致心律失常、肌肉无力，以及消化系统功能减弱。

荞麦、玉米、红薯、黄豆、菠菜、苋菜、香菜、上海青、芹菜等食物中富含钾。

五色搭配，
提升排便力

　　食物的五色是指食物的五种天然颜色，即白、黄、红、青、黑。不同颜色的食物所具有的营养价值和健康作用也不同。传统医学认为，五色入五脏。红色食物养心，青色食物养肝，黄色食物养脾，白色食物养肺，黑色食物养肾。均衡摄取各种颜色的食物，才能保证营养均衡。

　　将多种颜色的食物搭配食用，可增进食欲，增加各种食物的摄入量，保证每日所需的多种营养成分，有利于维持心血管、肝、肺、肾的功能。

　　此外，五色食物搭配，可使营养物质产生互补效果，如膳食纤维可促进多余脂肪的排泄，维生素可促进蛋白质的吸收，预防消化不良、食欲减退、便秘等。

白色食物

可润肺，促进肠道蠕动，调节体内的水分，预防大便干燥，同时可补充人体所需的热量。

代表食物：白米、鱼肉、花菜、山药、银耳、牛奶等。

红色食物

可促进血液循环，增进食欲，使人体生理系统保持平衡，适量摄入有助于维持排便力。

代表食物：红米、牛肉、枸杞子、红枣、草莓、西瓜等。

青色食物

可提供给人体丰富的维生素，帮助清理肠胃、排毒，预防便秘，让身体保持酸碱平衡。

代表食物：菠菜、空心菜、茼蒿、西蓝花、韭菜、苦瓜等。

黄色食物

可以补充人体所需的维生素和矿物质，促进体内有毒物质的排出，从而减少肠胃的负担。

代表食物：燕麦、蛋黄、玉米、木瓜、黄豆、枇杷等。

黑色食物

含有多种微量元素及维生素，可延缓衰老，平衡体内的电解质，防治消化不良和便秘。

代表食物：黑米、黑豆、乌鸡、香菇、黑枣等。

营养小贴士

　　五色食材搭配时，可尽量做到粗细搭配、荤素搭配，尽量丰富颜色，有利于营养吸收、膳食均衡。

适量食用
产气类食物

　　健康人一天会排出约500mL的气体。这是因为人在吃食物时，由于消化道正常菌群的作用，产生了较多的气体，这些气体，随同肠蠕动向下运行，由肛门排出，即放屁。有时候，人体在放屁之后会有便意，这就说明，身体顺利排气也有利于通便。

　　因营养不良，导致肠平滑肌衰弱和蠕动力减弱，或饮食长期缺乏膳食纤维及维生素B_1、食欲差、进食量少，所致肠道机械性或化学性刺激不足等因素引起的便秘，都可适量进食豆类、乳制品、洋葱、萝卜、红薯、土豆等产气食物。这些食物在肠道分解、消化过程中，经肠道细菌酵解，产生气体，扩充肠道容积，直接刺激肠蠕动，促进排便。但需注意，一次食用产气类食物不宜过多。便秘患者由于粪便滞留在肠道内，被细菌过度分解也会产生较多的气体，如果进食过量的产气食物，可能引起或加重腹胀症状。

　　此外，梗阻性便秘、痉挛性便秘患者不宜进食产气类食物，以免加重便秘症状。

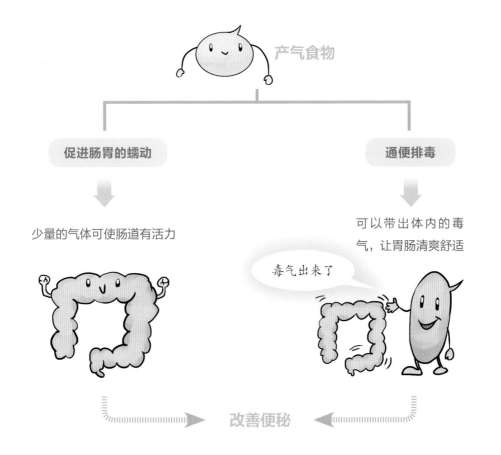

适当进食
油脂食品

　　油脂是油和脂肪的总称，富含油脂的食物既可满足身体对脂肪的需要，也可促进脂溶性维生素的吸收，还有润滑肠道的作用。便秘时往往伴有大便干结症状，适量摄入油脂，可有效缓解症状。日常适量进食油脂类食物，对便秘的患者来说，是十分必要的。

　　油脂分布十分广泛，各种植物的种子、动物的组织和器官中都存在一定数量的油脂，特别是油料作物的种子和动物皮下的脂肪组织，油脂含量丰富。为控制饱和脂肪酸的摄取，一般便秘患者可使用富含不饱和脂肪酸的植物油补充身体所需。

菜籽油 ○

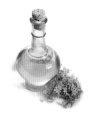

由油菜花的种子提炼而成。人体对菜籽油的吸收率很高，可达99%，它所含的亚油酸等不饱和脂肪酸和维生素E等，能很好地被机体吸收。

芝麻油 ○

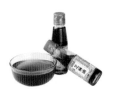

芝麻油中含有不饱和脂肪酸，容易被人体分解吸收和利用，可促进胆固醇的代谢，并有助于消除动脉血管壁上的沉积物。

橄榄油 ○

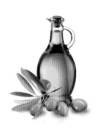

橄榄油中富含不饱和脂肪酸、维生素E和胡萝卜素等脂溶性维生素及抗氧化物等多种成分，并且不含胆固醇，因而人体消化吸收率极高。

玉米油 ○

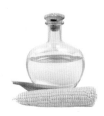

玉米油的营养价值主要在于其丰富的维生素E含量和极低的胆固醇，玉米油有很好的食疗功效，可起到润滑消化道的作用。

葵花籽油 ○

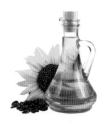

葵花籽油含有甾醇、维生素、亚油酸等多种有益的物质，其中天然维生素E的含量在所有主要植物油中含量最高。

葡萄籽油 ○

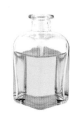

由葡萄籽提炼出的油，具有圆润温和的风味。其中的原花青素，具有脂溶性及水溶性的特质，可加快新陈代谢。

养成良好的进餐习惯

进餐习惯会影响到消化系统的健康，好的进餐习惯可促进食物的消化，以及营养物质的吸收。而不良的进餐习惯则有可能导致消化不良。便秘患者尤其要注意以下几种进餐的细节问题，以养成良好的进餐习惯。

餐前洗手。细菌最有可能附于手上，如果饭前不洗手，就容易将手上的细菌带进体内，从而易导致腹泻、消化不良等。

进餐时不说笑。进餐时可适当说话，减缓进餐的速度，有利于消化。但进餐时不宜大笑，大笑容易使饭呛入气管，后果很严重。此外，大笑时人的血液会涌向头部，对消化系统不利。

不暴食，不挑食。喜欢吃的食物要有所节制，适可而止；不喜欢吃的食物也要适当吃一点，这样可使身体获得均衡的营养。

要细嚼慢咽。便秘患者的消化功能比健康者要差些，所以，进餐的速度要放缓，给胃肠足够的消化时间。

除此之外，便秘患者还需掌握正确的进餐顺序：汤—青菜—饭—肉—水果（半小时后）。

正确的进餐顺序

汤—青菜—饭—肉—水果（半小时后）。

◎ 选择在餐前先喝适量的汤，既有暖胃的作用，又能够缓解饥饿，避免肚子被一下子胀得太满。

◎ 青菜放在饭和肉之前吃，可避免暴饮暴食导致的消化不良。

◎ 若餐后吃水果则应在半小时后再食用，这样有助于消化。也可选择在进餐前1小时吃，因为水果是生食，吃完后再进食熟食，体内白细胞就不会增多，有利于保护人体免疫系统。

错误的进餐顺序

边吃饭边喝汤、以汤泡饭、饭后立即吃水果。

◎ 选择边吃饭边喝汤，或以汤泡饭，会冲淡食物消化所需要的胃酸，阻碍正常消化。

◎ 进餐后马上吃水果，淀粉、蛋白质和脂肪要在胃部停留一两个小时，甚至更长时间才会被分解而进入小肠，水果则被阻滞在胃内，其所含的果糖在胃内高温下容易发酵甚至腐败，导致胀气、便秘等症状。

多饮水

水是机体必不可少的物质，水分可以润滑肠道，还可参与大便的形成，并使大便软化，以利于其排出。如果体内水分偏少，大便就会干涩难行。因此，每天应摄入足够的水分。

不管是健康者还是便秘患者，每天都要注意饮水，水分的补充可以使体内消化液增加，增强胃肠道的消化功能。同时，水分进入体内后，还可以及时补充肠胃道在对食物进行消化过程中所需的水分，使大便不干结，容易排出体外，有利于维持血浆胶体渗透压的相对稳定和促进代谢废物的排出。

一般情况下，健康的成年人至少每天要喝4次水。早晨起床后是补充水分的最佳时间，因为睡了一晚，体内水分大部分已被消耗。此时喝水，既可降低血液的黏稠度，又有利于润滑肠道，促进排便。

上午10点左右，可以再喝一次水，以补充上午活动消耗或排便流失的水分。但

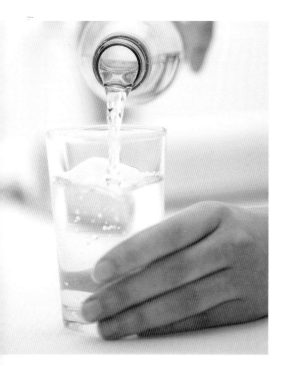

最好不要在午饭前大量饮水，否则会稀释消化液、影响食欲。

下午4点左右，人活动了大半天，体内水分被正午所产生的热能带走，这时喝水，可以补充下午活动消耗的水分。

最后是晚上8点左右，是就寝前饮水的最佳时间。此时晚餐中的食物水分已消耗了大半，喝水可以冲淡血液，促进夜间血液循环，避免夜间缺水。一般晚上9点后不提倡大量喝水，以免引起水肿、影响夜间睡眠。

每天喝4次水，并不是绝对的，也不能说每天喝这几回就行了。正常情况下，成人每日饮水量应保证在2000～3000mL，只有这样才能保持人体水分的平衡。但喝水又忌暴饮，一次饮水量不能过大，应多次、适量饮用，每次最好不超过500mL。

所以，在上面提到的时间点喝水，通常以200～300mL为宜。其他时间内，可不定时插空补水，最终使总量达到2000mL以上。

少食
辛辣食物

胃腹胀满、便秘等症状，在中医看来，与胃肠积热有一定关系。长期嗜辛辣食物，容易刺激肠胃，这类人更容易出现胃腹胀痛、消化不良、便秘等症。

辛辣食物吃起来爽快，但并不是人人都能消受，而且不能长期吃。不少人在吃一顿辛辣食物之后，都容易出现明显的胃部灼热疼痛、腹部胀痛、便秘等症状，甚至有人吃一顿麻辣大餐就要以接下来几天的胃腹疼痛、腹泻为代价。由此看来，辛辣食物会严重影响消化系统的健康，肠胃不佳者或便秘患者应少吃或不吃辛辣食物。

辣椒 ○

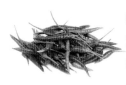

辣椒含有较多的辣椒素，能刺激肠道，加重肠道干燥、大便秘结的症状，加剧排便的痛苦。

花椒 ○

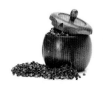

花椒性温热，便秘患者食用会增加内热，助火生痰，使津液消耗更为严重，从而加重便秘。

茴香 ○

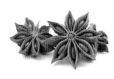

茴香性温热，食用后会使大便干结，加剧粪便与肠道的摩擦，使排便痛苦，以致加剧便秘症状。

芥末 ○

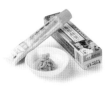

芥末性温热，而便秘患者多有内热盛行、津液耗损等阳盛阴虚表现，食用热性食材后会耗伤肠道津液，大便干结少水分，加重便秘的症状。

咖喱 ○

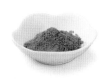

咖喱由多种辛辣香料混合而成，性热，适量食用能开胃消食，过多食用易造成上火，尤其是伴有内热的便秘患者不宜食用。

忌只吃
蔬菜、水果

多吃蔬菜、水果对改善便秘有一定的作用，但如果只吃蔬菜和水果是一种错误的做法。便秘患者需根据自身情况科学制订食谱，保证每日蛋白质、脂肪、糖类、矿物质、维生素的摄取量。不可盲目节食，也不可暴饮暴食。

胃肠功能正常包含两个方面：正常的胃肠道蠕动和正常的排便。而大部分慢性便秘患者存在胃肠动力障碍问题，因此恢复胃肠动力是治疗慢性便秘的关键。胃肠的动力恢复需要多种营养物质的补充，如果只吃蔬菜、水果，会导致摄入的营养缺乏，反而会影响胃肠道功能的恢复。

便秘患者每日的膳食应注意以下几个方面：

◎ 应丰富食材种类，保证各种营养的摄入。

◎ 保证主食量，便秘期间可适当减少，宜稀不宜干。

◎ 摄入蛋白质，可通过瘦肉汤、鸡蛋、鱼肉泥等易消化的食物补充。

◎ 增加蔬果的分量，但腹泻时要减少生冷水果的食用量。

温馨提示

多吃蔬菜、水果对继发性便秘患者不起作用，这类患者在出现肠梗阻时还应减少蔬菜、水果的摄入量。

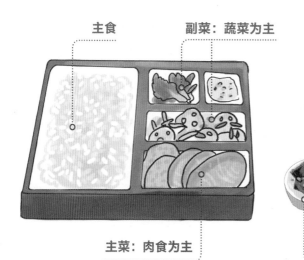

主食　　　**副菜：蔬菜为主**

主菜：肉食为主　　　**汤品**

便秘患者需保证每日基础营养的摄入，包括主食、主菜、副菜，以及适量的水果。可丰富食材的品种，但要易消化。

忌长期吃
稀软、精制食物

饮食清淡、易消化，不仅能养胃，还有助于消化吸收。于是，不少人选择只进食稀软、精制的食物，尤其是婴幼儿、老年人以及有肠胃病的患者。

适量吃稀软、精制的食物有助于减轻胃肠道负担，改善便秘，但如果长期吃稀软、精制的食物，反而会使胃肠道功能减弱、加重便秘。这是因为，饮食过于稀软、精细的食物的确更容易被人体消化吸收，但也会使胃肠道"消极怠工"起来，长此以往，消化功能越发减弱。同时，稀软、精制食物中缺少食物纤维，容易造成肠道内残渣较少，粪便减少，且对肠道有效刺激减少，肠蠕动减缓，粪便在肠道停留时间太长，水分被肠道过度吸收，而致大便干燥，秘

结，反而加重便秘症状。

身体虚弱、无力咀嚼食物的人，比如老年人，口腔或面颊部手术患者，胃肠道疾病患者等由于消化功能较弱，可适量吃稀软易消化的食物，如果身体允许，可适量搭配一些纤维素含量高、易消化的食物，如糙米粥、新鲜蔬果等。待身体恢复正常后，可逐渐恢复到正常饮食，并适当进食耐咀嚼、纤维素含量多的食物，以促进排便。

对于一般人来说，平时应避免饮食过于精细，适量吃粗杂粮、蔬菜水果等。

忌不吃
或少吃饭

很多人认为便秘时，体内的食物原本已经堆积排泄不出，这时候就应该减少食量，以免造成更严重的便秘，所以便饥一顿饱一顿，甚至是不吃饭。

其实，这是一种错误的观念，这样做不仅会对自身的健康造成不良影响，对缓解便秘也没有太大帮助。因为不吃或少吃饭，肠道缺乏食物残渣的刺激，其正常运转会受损，从而影响人体的正常排泄，反而会加重便秘症状。

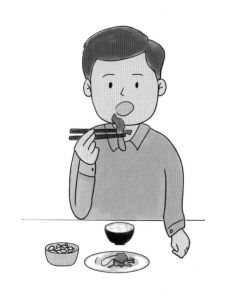

餐桌上的
特效解"秘"药

食物是促进身体健康的天然保健品，吃对食物还有利于消除身体的不适，甚至对疾病起到辅助治疗的作用，以下推荐一些对改善便秘有帮助的营养素，以及可以润肠通便的食物。

以下图表中部分营养素简称如下：
纤——膳食纤维，寡——寡糖，油——油脂，A——维生素A，B——B族维生素，
C——维生素C，E——维生素E

五谷类

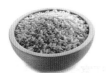

糙米（纤、B）

糙米中含有丰富的膳食纤维，有助于肠道蠕动，促进肠道有益菌繁殖，软化粪便，加速排出肠内宿便。

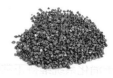

荞麦（纤、E）

荞麦中的膳食纤维、维生素E含量较高，对调理便秘有一定的功效，对慢性泄泻也有一定的食疗作用。

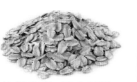

燕麦（纤、B）

燕麦富含B族维生素、膳食纤维、叶酸，还有少量的油脂，可促进消化液的分泌，促进肠道蠕动，增强排便力。

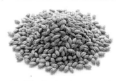

大麦（B）

大麦中的B族维生素含量非常丰富，可改善人体代谢，其含有的可溶性纤维具有很好的通便效果。

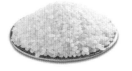

粳米（纤）

粳米营养丰富，能补脾胃、养五脏，其含有的膳食纤维有助于胃肠蠕动，改善便秘，还可促进血液循环。

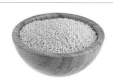

小米（纤、E）

小米含蛋白质、膳食纤维和多种维生素，消化吸收率高，具有很好的健脾和胃作用，可预防便秘。

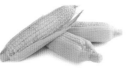

玉米（纤、C）

玉米中膳食纤维的含量非常丰富，可促进肠道蠕动，其含有的维生素C可增强胃肠细胞的活性，改善便秘。

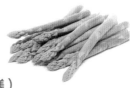

芦笋（钾、镁）

芦笋含多种维生素和微量元素，能增进食欲，帮助消化，在一定的程度上能防治便秘、预防结肠癌。

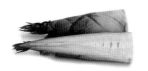

竹笋（纤）

竹笋含有钾、镁、膳食纤维等成分，能消积食，改善便秘，经常食用，有利于消化系统维持正常的运作。

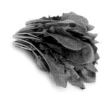

菠菜（C）

菠菜中的维生素C含量较多，还含有少量的镁，有润肠通便的作用；菠菜还富含铁，可预防便秘患者贫血。

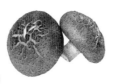

香菇（纤、B）

香菇属于膳食纤维含量较高的菌类，具有较好的通便效果，便秘患者可经常食用。

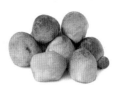

草菇（纤、C）

草菇中含有丰富的膳食纤维，可以促进肠道蠕动、预防大肠癌的发生，同时又能减少人体对胆固醇的吸收。

生菜（C、E）

生菜口感软嫩，易于消化，而且含有非常丰富的维生素，特别适合便秘患者食用，可帮助改善症状。

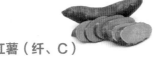

红薯（纤、C）

红薯含有较多的膳食纤维，能吸水膨胀，增加粪便体积，促进粪便的排出，起到通便的作用。

芹菜（纤、C）

芹菜梗中的膳食纤维含量很高，能通便。芹菜经肠内消化，会产生一种木质素或肠内脂，可预防结肠癌。

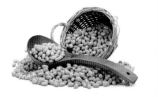

黄豆（纤）

　　黄豆含可溶性膳食纤维，且在消化过程中还会产生气体，刺激肠蠕动，促进排便。

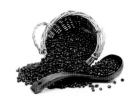

红豆（纤）

　　红豆含有较多的皂角苷，有良好的利尿作用；含有的膳食纤维有润肠通便、降血脂、解毒抗癌的作用。

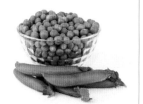

豌豆（钾、纤）

　　豌豆含有非常丰富的钾、膳食纤维，能促进大肠蠕动，保持大便顺畅，还能起到清洁大肠的作用。

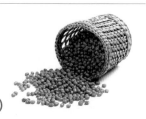

绿豆（钾、纤）

　　绿豆富含膳食纤维、钾、磷脂、皂苷，具有促进消化、抗菌抑菌、调和五脏的食疗作用，便秘患者可适量食用。

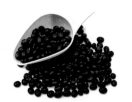

黑豆（纤）

　　黑豆中含有丰富的膳食纤维，可促进肠胃蠕动，预防便秘。此外，黑豆含有的维生素 E 能改善代谢。

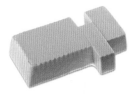

豆腐（钾、E）

　　豆腐的消化吸收率达 95％以上，有利于减轻小肠的负担，促进新陈代谢。

豆浆（纤）

　　豆浆属于高膳食纤维饮品，便秘患者经常饮用可以增强胃肠蠕动，缓解大便干结的症状。

豆腐脑（纤）

　　豆腐脑中富含膳食纤维、蛋白质等成分，而且容易被消化吸收，可以防治便秘、濡润胃肠。

豆皮（E）

　　豆皮中的维生素 E 含量较为丰富，有利于清除体内多余的自由基，有利于消化系统的健康，缓解便秘。

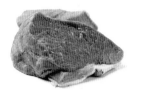

猪肉（油）

　　猪肉中富含油脂，可润肠通便，能改善便秘患者肠道积热、大便干燥的症状，便秘患者可适量食用。

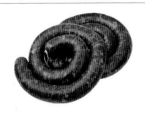

猪肠（油）

　　猪肠中含有较多的油脂，能促进肠道蠕动，防止便秘，还可预防便秘患者出现虚弱口渴、脱肛、便血等症。

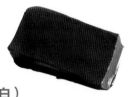

猪血（血浆蛋白）

　　猪血中的血浆蛋白被人体内的胃酸分解后，能产生一种解毒、清肠的分解物，能改善便秘，排出毒素。

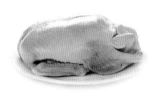

鸭肉（油）

　　鸭肉性寒，有滋补五脏、清热健脾、养胃生津的作用，可缓解便秘，改善便秘患者体虚、营养不良的症状。

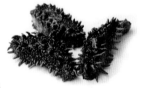

海参（镁、E）

　　海参含有的镁、维生素E参与人体代谢，可通肠润燥，其含有的活性物质还能提高人体的免疫力。

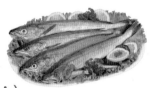

鳕鱼（钾、A）

　　鳕鱼含有少量的油脂，易被胃肠道吸收，可润滑肠道，鳕鱼中含有的钾还可改善人体代谢。

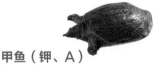

甲鱼（钾、A）

　　甲鱼中钾的含量比较高，能益气补虚、滋阴通便，还能预防肠道炎症、结肠癌等病症。

海蜇（镁）

　　海蜇中富含镁，能激活胃肠道消化酶的活性，加快食物的消化速度，从而帮助改善便秘。

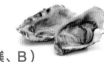

牡蛎（镁、B）

　　牡蛎中富含B族维生素，可改善消化道的代谢功能，改善便秘。同时，有利于提高人体免疫力。

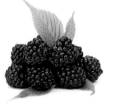

桑葚（维生素）

桑葚富含多种维生素和容易被人体吸收的果糖、葡萄糖，可刺激肠黏膜，促进肠液分泌，加强肠蠕动。

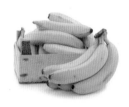

香蕉（寡、纤）

香蕉富含膳食纤维和寡糖，具有很好的润肠通便功能。每天吃一个熟香蕉，就能有效缓解便秘症状。

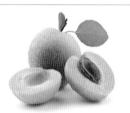

杏（钾、A）

杏富含钾和维生素A，有生津止渴的功效，食用新鲜的杏可促进胃肠蠕动，开胃生津，促进排便。

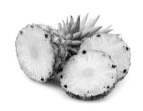

菠萝（B）

菠萝含蛋白酶，这种酶在胃里可分解为蛋白质，补充消化酶；菠萝中含有的维生素B_1能促进新陈代谢。

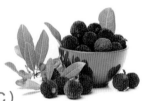

杨梅（纤、C）

杨梅含膳食纤维、多种维生素及8种对人体有益的氨基酸，能生津止渴，和胃消食。

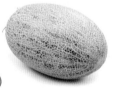

哈密瓜（纤、A）

哈密瓜富含膳食纤维，还含有苹果酸、果胶、多种维生素，能促进肠道蠕动。

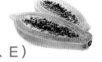

木瓜（纤、E）

木瓜中的膳食纤维含量丰富，具有通便的功效；木瓜中的维生素C和维生素E，还可改善人体代谢循环。

葡萄（C）

葡萄中所含的多种有机酸、维生素C可促进消化液的分泌，改善胃肠的消化功能，起到缓解便秘的作用。

草莓（纤、C）

草莓中的维生素C含量非常丰富，还含有果胶和丰富的膳食纤维，可以帮助消化，通畅大便。

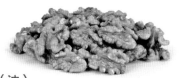

核桃仁（油）

核桃仁所含的不饱和脂肪酸能减少肠道对胆固醇的吸收，可润肠通便，治疗大便秘结，增强排便力。

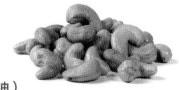

腰果（油）

腰果含有丰富的油脂，可减轻粪便对肠道的摩擦，在帮助改善便秘的同时可保护消化系统。

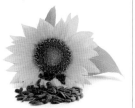

葵花子（纤、油）

葵花子富含不饱和脂肪酸、膳食纤维、维生素E等成分，具有通便的作用，适合便秘患者食用。

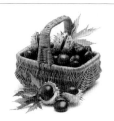

板栗（纤、油）

板栗中含有对改善便秘有益的膳食纤维和油脂，具有较好的通便效果，便秘患者可适量食用。

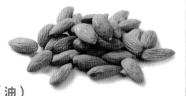

巴旦木（油）

巴旦木中含有的不饱和脂肪酸可缓解大便干结的症状，还可以通过增加肠道内的有益菌来改善肠道状况。

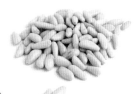

松子仁（油）

松子仁含有较多的油酸酯、亚油酸酯、挥发油等营养成分，具有润燥滑肠的作用。

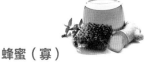

蜂蜜（寡）

蜂蜜中所含的寡糖、氨基酸等成分能改善血液循环，促进胃肠蠕动，滋养肠道，加快大便的排出。

酸奶（脂肪酸）

酸奶通过产生大量的短链脂肪酸来促进肠道蠕动，使有益菌大量生长改变渗透压，从而防止便秘。

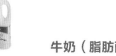

牛奶（脂肪酸）

牛奶对肠道有一定的润滑作用，其分解产物脂肪酸能滋养肠道，促进肠道蠕动，从而达到通便的效果。

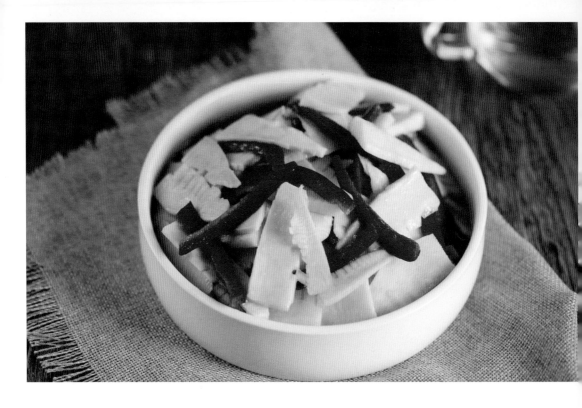

油焖竹笋

原料

竹笋·················160g

彩椒·················适量

调料

盐······················2g

白糖················少许

料酒·················3mL

生抽·················4mL

水淀粉············适量

食用油············适量

葱花················适量

做法

1. 将去皮、洗净的竹笋切开，改切小块；洗净的彩椒切粗丝。

2. 锅中注入适量清水烧开，倒入竹笋块，淋入料酒，拌匀，略煮一会儿。

3. 倒入彩椒丝，淋入食用油，用中火煮至断生，捞出。

4. 用油起锅，倒入焯过水的食材。

5. 注入少许清水，加入盐、白糖、生抽，拌匀。

6. 盖上盖，烧开后用小火焖煮约10分钟，至食材入味。

7. 揭盖，用大火收汁，倒入水淀粉勾芡。

8. 关火后盛出菜肴，装入盘中，撒上葱花即成。

【 营养功效 】

　　竹笋的热量含量低，膳食纤维、B族维生素、钙、磷、镁等含量高，具有开胃健脾、加快胃肠蠕动等功效。

扫一扫看视频

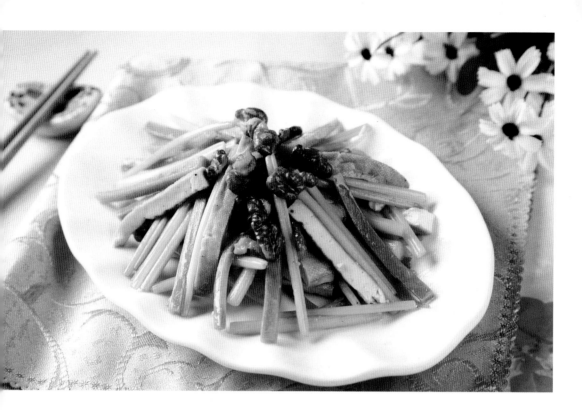

核桃仁芹菜炒香干

原料

香干…………………120g

胡萝卜………………70g

核桃仁………………35g

芹菜段………………60g

调料

盐……………………2g

鸡粉…………………2g

水淀粉………………适量

食用油………………适量

做法

1. 将洗净的香干切细条形；洗好的胡萝卜切片，再切粗丝，备用。

2. 热锅中注油，烧至三四成热。

3. 倒入备好的核桃仁，拌匀，炸出香味，捞出核桃仁，沥干油，待用。

4. 用油起锅，倒入洗好的芹菜段，放入胡萝卜丝，倒入切好的香干条，炒匀，加入盐、鸡粉。

5. 用大火炒匀调味，倒入适量水淀粉，用中火翻炒至食材入味。

6. 倒入核桃仁，炒匀，关火后盛入盘中即可。

【 营养功效 】

　　核桃仁中含有润肠通便的油脂；芹菜中的膳食纤维、B族维生素、维生素C等成分的含量较多，两者搭配可大大提高通便的效果。

扫一扫看视频

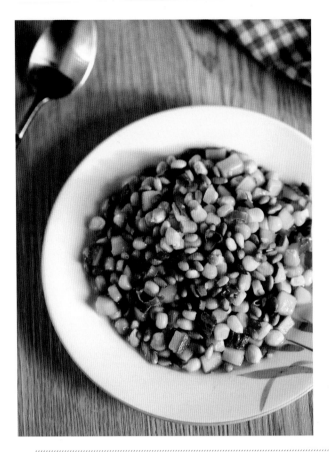

松仁玉米炒黄瓜丁

原料

玉米粒·············200g
花生仁·············200g
松子仁·············100g
黄瓜···············85g

调料

盐·················2g
鸡粉···············少许
白糖···············少许
水淀粉·············适量
葱花···············少许
蒜末···············少许

做法

1. 将洗净的黄瓜切小丁块。
2. 榨油机通电预热,倒入花生仁,榨出花生油,放凉待用。
3. 电陶炉通电,放上深锅,注入花生油,待油温升至120℃,放入松子仁,降低加热温度,炸至金黄色,捞出,沥干。
4. 电陶炉通电,放上炒锅烧热,倒入花生油,撒上蒜末,爆香,放入洗净的玉米粒,炒匀炒香,至其断生。
5. 倒入黄瓜丁,注水略煮,加白糖、鸡粉、盐,炒匀调味。
6. 用水淀粉勾芡,撒上葱花,快速翻炒一会儿,至食材熟透,盛出菜肴,放入炸好的松子仁即可。

【 营养功效 】

　　松子仁含有不饱和脂肪酸,有软化粪便和预防结肠癌等作用,玉米和黄瓜中的维生素、膳食纤维含量多,三者搭配,通便效果良好。

扫一扫看视频

蜜汁枸杞蒸红薯

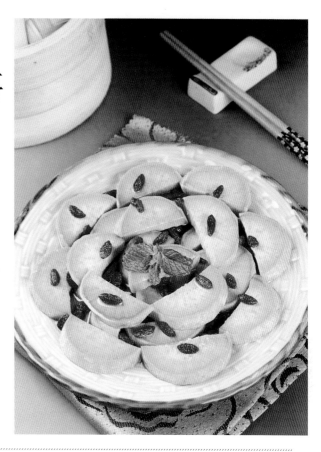

原料

红薯·················300g

枸杞子··············· 10g

调料

蜂蜜·················20g

做法

1. 将洗净的红薯去皮，对半切开，再切成片。

2. 取一干净的蒸盘，放入切好的红薯片，摆放整齐。

3. 撒上洗净的枸杞子，淋上适量蜂蜜，待用。

4. 备好电蒸锅，注入适量的清水，烧开后放入蒸盘。

5. 盖上锅盖，蒸约 15 分钟，至食材熟透。

6. 断电后揭开锅盖，取出蒸盘，稍微冷却后即可食用。

【 营养功效 】

红薯富含果胶、膳食纤维、氨基酸、维生素及多种矿物质，具有健脾开胃、润肠通便等作用。此外，红薯还含有较多的黏液蛋白，能保护消化道。

扫一扫看视频

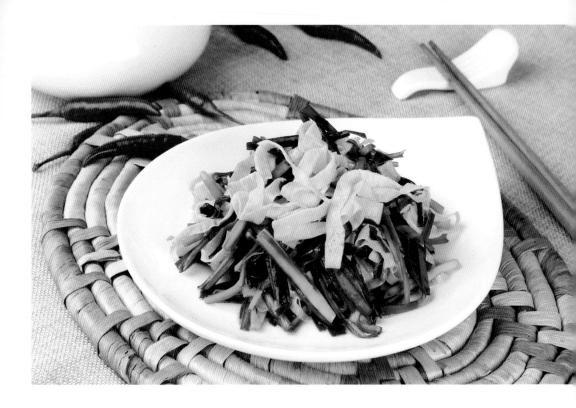

金丝韭菜

原料

韭菜·················130g

鸡蛋·················1 个

调料

盐····················1g

鸡粉··················1g

水淀粉···········5mL

食用油···········适量

做法

1. 洗好的韭菜切成段；鸡蛋中加入水淀粉，搅匀成蛋液。

2. 锅置火上，倒入蛋液。

3. 用晃锅的方式将蛋液摊匀，再用中小火煎约 90 秒成蛋皮。

4. 关火后取出蛋皮，放在砧板上卷成卷，将蛋卷切丝，待用。

5. 用油起锅，倒入韭菜段，翻炒数下。

6. 放入蛋丝，翻炒均匀，加入盐、鸡粉，炒匀调味。

7. 关火后盛出炒好的金丝韭菜，装盘即可。

【 营养功效 】

　　韭菜被人们称为"清肠草""去尘菜"，它含有大量的膳食纤维，能增进肠胃蠕动，并吸附体内杂尘，通过排便将毒素排出体外，达到清洁肠道的作用。

扫一扫看视频

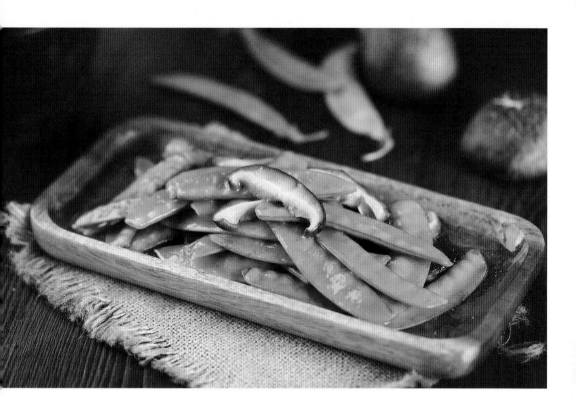

荷兰豆炒香菇

原料

荷兰豆⋯⋯⋯⋯120g

鲜香菇⋯⋯⋯⋯60g

葱段⋯⋯⋯⋯少许

调料

盐⋯⋯⋯⋯⋯3g

鸡粉⋯⋯⋯⋯⋯2g

料酒⋯⋯⋯⋯5mL

蚝油⋯⋯⋯⋯⋯6g

水淀粉⋯⋯⋯4mL

食用油⋯⋯⋯适量

做法

1. 洗净的荷兰豆切去头尾；洗好的香菇切粗丝。

2. 锅中注入适量清水烧开，加入少许盐、食用油、鸡粉。

3. 倒入香菇丝，搅散，略煮片刻，再倒入荷兰豆，拌匀，煮 1 分钟至食材断生。

4. 捞出焯煮好的食材，沥干水分，备用。

5. 用油起锅，倒入葱段，爆香，放入焯过水的荷兰豆、香菇。

6. 淋入料酒，炒匀，倒入蚝油，翻炒匀。

7. 放入鸡粉、盐，调味，倒入水淀粉，炒匀，盛出即可。

【 营养功效 】

　　荷兰豆富含维生素、膳食纤维；香菇含有不饱和脂肪酸、香菇多糖等营养成分。两者同食，可起到清肠通便的效果。

扫一扫看视频

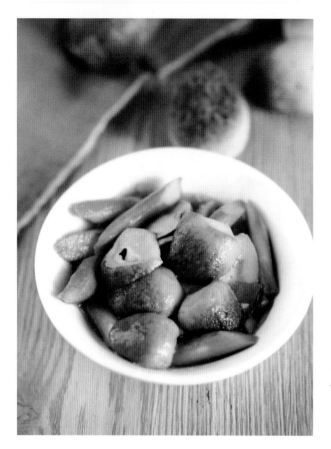

草菇烩芦笋

原料

芦笋......................170g

草菇........................85g

胡萝卜片..............少许

调料

盐..........................2g

鸡粉......................2g

蚝油......................4g

料酒....................3mL

水淀粉................适量

食用油................适量

姜片....................少许

蒜末....................少许

葱白....................少许

做法

1. 把洗好的草菇切成小块；洗净去皮的芦笋切成段。

2. 锅中注入适量清水烧开，放入少许盐、食用油，倒入草菇块，拌匀，煮约半分钟。

3. 再倒入芦笋段，拌匀，煮约半分钟，捞出全部食材后沥干，装盘待用。

4. 用油起锅，放入胡萝卜片、姜片、蒜末、葱白，用大火爆香，倒入焯好的食材，淋入料酒，用中火翻炒几下，炒匀提味。

5. 放入蚝油，炒香、炒透，再加入盐、鸡粉，翻炒片刻至食材熟软，倒入水淀粉勾芡，关火后盛出即成。

【 营养功效 】

草菇和芦笋都富含膳食纤维及多种矿物质，有益脾胃、消积食、通便等作用，还可提高免疫力，适合便秘患者食用。

扫一扫看视频

蒸香菇西蓝花

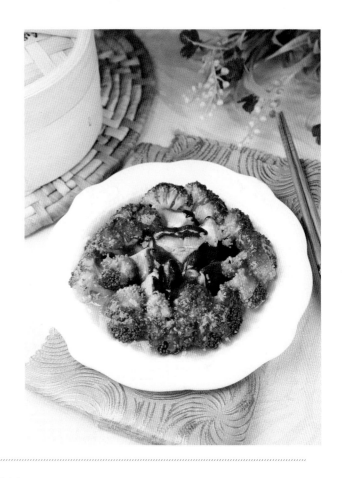

原料

香菇⋯⋯⋯⋯⋯⋯100g

西蓝花⋯⋯⋯⋯⋯100g

调料

盐⋯⋯⋯⋯⋯⋯⋯ 2g

鸡粉⋯⋯⋯⋯⋯⋯ 2g

蚝油⋯⋯⋯⋯⋯⋯ 5g

水淀粉⋯⋯⋯⋯10mL

食用油⋯⋯⋯⋯⋯适量

做法

1. 洗净的香菇按十字花刀切块。

2. 取一盘，将洗净的西蓝花沿圈摆盘，将切好的香菇摆在西蓝花中间。

3. 备好已注水烧开的电蒸锅，放入食材，加盖，调好时间旋钮，蒸8分钟至熟。

4. 揭盖，取出蒸好的西蓝花和香菇，放置一边待用。

5. 锅中注入少许清水烧开，加入盐、鸡粉。

6. 放入蚝油，搅拌均匀，用水淀粉勾芡，搅拌均匀成汤汁。

7. 将汤汁浇在西蓝花和香菇上即可。

【 营养功效 】

　　西蓝花含膳食纤维、维生素和胡萝卜等营养成分，常食有杀菌和防止感染的功效；香菇富含B族维生素、铁、钾等，对食欲减退、便秘等有改善症状的作用。

扫一扫看视频

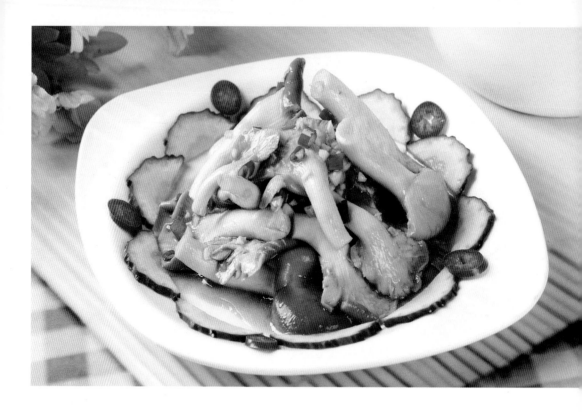

红油拌秀珍菇

原料

秀珍菇·············300g

调料

辣椒油·············5mL

盐·················· 2g

鸡粉·············· 2g

白糖·············· 2g

生抽··············5mL

陈醋··············5mL

葱花·············· 少许

蒜末·············· 少许

做法

1. 锅中注入适量的清水，用大火烧开，倒入秀珍菇，焯煮片刻至断生。

2. 关火后捞出焯煮好的秀珍菇，沥干水分，装入盘中，备用。

3. 取一碗，倒入秀珍菇、蒜末、葱花。

4. 加入盐、鸡粉、白糖、生抽、陈醋、辣椒油。

5. 用筷子搅拌均匀，装入盘中即可。

【 营养功效 】

秀珍菇含有胡萝卜素、B族维生素、维生素C及多种氨基酸、矿物质，具有益气补血、增强免疫力、益肠胃等功效。便秘患者食用还有利于改善症状。

扫一扫看视频

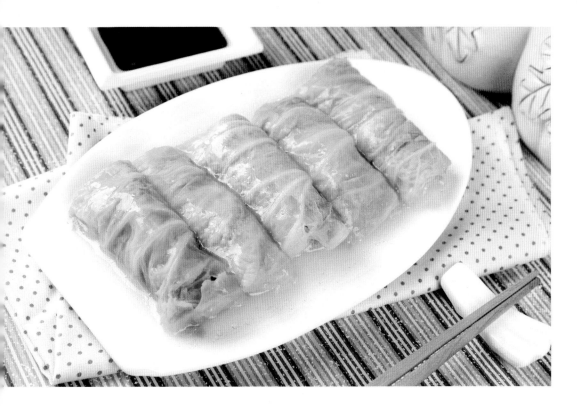

蒸肉末白菜卷

原料

白菜叶·············100g

瘦肉末·············100g

蛋液·············30g

调料

盐·················5g

鸡粉·················5g

胡椒粉·············少许

干淀粉·············15g

料酒·············10mL

水淀粉·············15mL

食用油·············适量

葱花·················3g

姜末·················3g

做法

1. 把瘦肉末装碗，加料酒、姜末、葱花、盐、鸡粉、蛋液、胡椒粉，注油，倒入干淀粉，拌成肉馅，待用。

2. 锅中注入水烧开，放入洗净的白菜叶，焯至断生，捞出。

3. 白菜叶放凉后铺开，放入肉馅，卷成肉卷儿，整齐码在蒸盘中。

4. 备好电蒸锅，烧开水后放入蒸盘，盖上盖，蒸约8分钟，至食材熟透，断电后揭盖，取出蒸盘，待用。

5. 锅置旺火上，注水煮沸，加入余下的盐、鸡粉，拌匀，再用水淀粉勾芡，注入余下的食用油，拌成稠汁。

6. 关火后盛出，将稠汁浇在蒸熟的菜肴上即可。

【 营养功效 】

　　白菜富含膳食纤维，润肠通便的效果显著，搭配鸡蛋和瘦肉，营养丰富，能在改善便秘的同时还能补充所需的营养。

扫一扫看视频

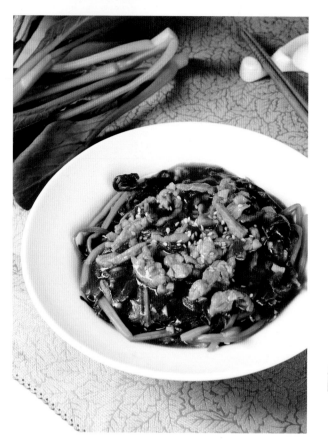

肉丝扒菠菜

原料

菠菜···············400g

肉丝···············150g

枸杞子···············15g

调料

盐···············2g

鸡粉···············1g

生抽···············5mL

料酒···············5mL

水淀粉···············适量

食用油···············适量

熟白芝麻···············20g

蒜末···············适量

做法

1. 洗净的菠菜切两段。

2. 热锅中注油，倒入少许蒜末，爆香，放入切好的菠菜，炒约2分钟至熟。

3. 加入盐，翻炒均匀，盛出炒好的菠菜，装碗待用。

4. 锅中注油，倒入肉丝，稍炒片刻，倒入蒜末，将肉丝翻炒约1分钟至转色。

5. 加入料酒、生抽，注入少许清水，放入枸杞子。

6. 加入盐、鸡粉、水淀粉，将汤汁拌匀至浓稠，关火后盛出肉丝和汤汁，浇在菠菜上，撒上熟白芝麻即可。

【 营养功效 】

　　菠菜含有叶绿素、膳食纤维、铁等营养物质，具有补血、润肠通便、防癌抗癌、增强抵抗力等作用；猪肉富含易吸收的优质蛋白质，可补充便秘患者日常所需。

扫一扫看视频

蒜薹炒鸭片

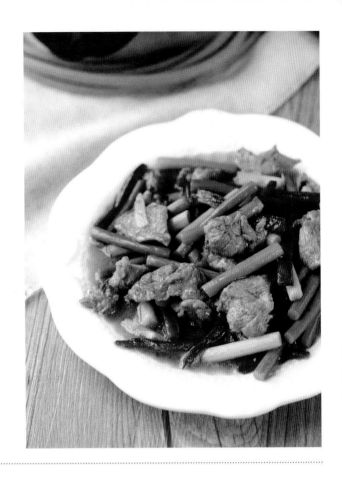

原料

蒜薹	120g
彩椒	30g
鸭肉	150g

调料

盐	2g
鸡粉	2g
白糖	2g
生抽	6mL
料酒	8mL
水淀粉	9mL
食用油	适量
姜片	少许
葱段	少许

做法

1. 洗净的蒜薹切成长段；洗好的彩椒切开，去籽，切成细条形；处理干净的鸭肉去皮，切成小块。
2. 将鸭肉装碗，加生抽、料酒、水淀粉、油，腌渍15分钟。
3. 锅中注水烧开，加入食用油、盐，搅匀，倒入彩椒、蒜薹，煮至断生，捞出。
4. 用油起锅，放入姜片、葱段，爆香，倒入鸭肉，炒至变色，淋入料酒，炒香。
5. 倒入焯过水的彩椒、蒜薹，炒匀，加盐、白糖、鸡粉、生抽、水淀粉，翻炒至入味，关火后将炒好的菜肴装入盘中即可。

【营养功效】

蒜薹含有蛋白质、膳食纤维、维生素C、维生素E等成分，便秘患者食用可以增强免疫力、健胃、通便等。

扫一扫看视频

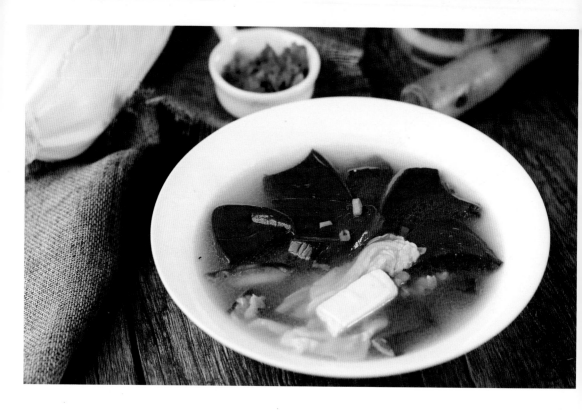

猪血蘑菇汤

原料

原料	
猪血	150g
水发榛蘑	150g
豆腐	155g
白菜叶	80g
高汤	250mL

调料

调料	
盐	2g
鸡粉	2g
胡椒粉	3g
食用油	适量
姜片	少许
葱花	少许

做法

1. 洗净的豆腐切块。
2. 处理好的猪血切小块，待用。
3. 用油起锅，倒入姜片，爆香。
4. 放入洗净的榛蘑，炒匀。
5. 倒入高汤、豆腐块、猪血，加入盐，拌匀。
6. 放入白菜叶，加入鸡粉、胡椒粉，拌至入味。
7. 关火后盛出煮好的汤，装入碗中，撒上葱花即可。

【营养功效】

　　猪血有清洁肠胃，促进粪便排出的功效；榛蘑可开胃消食，两种食材搭配煮汤食用，能有效改善便秘患者大便干结的症状。

扫一扫看视频

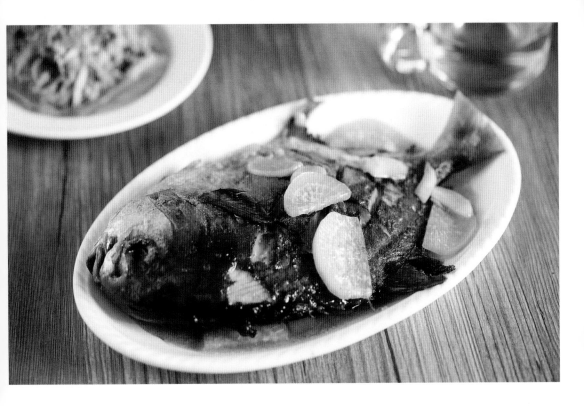

白萝卜烧鲳鱼

原 料

鲳鱼················600g

白萝卜············300g

调 料

盐······················4g

鸡粉··················2g

白糖··················3g

生抽··············5mL

料酒··············7mL

水淀粉··········4mL

食用油··········适量

胡椒粉··········适量

葱段··············少许

姜片··············少许

蒜片··············少许

做 法

1. 洗净去皮的白萝卜切片；处理好的鲳鱼切一字花刀。

2. 在鲳鱼身上抹上盐，淋上料酒，撒上胡椒粉，抹匀后腌渍片刻。

3. 热锅中注油烧热，倒入鲳鱼，煎制片刻，倒入葱段、姜片、蒜片，翻炒爆香。

4. 加入生抽，注入适量清水，倒入白萝卜片，搅拌片刻，盖上锅盖，中火焖10分钟至熟透。

5. 掀开锅盖，加入盐、鸡粉、白糖。

6. 倒入水淀粉收汁，将鲳鱼装盘，摆上葱段，浇上汤汁即可。

【 营养功效 】

　　白萝卜含有芥子油、淀粉酶、膳食纤维、维生素、蛋白质等成分，具有开胃消食、通便等功效。

扫一扫看视频

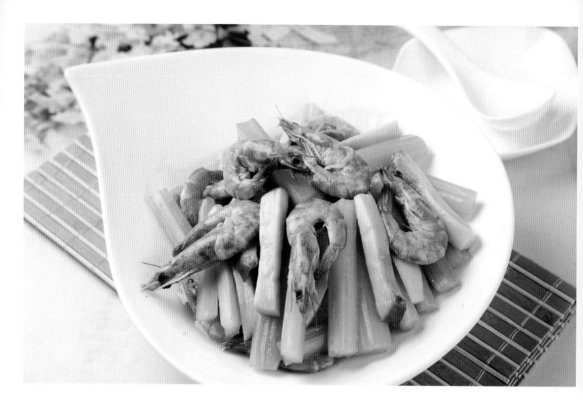

西芹杏鲍菇烩大虾

原料

西芹...............100g

杏鲍菇.............50g

净大虾...........150g

高汤...........180mL

调料

盐..................... 2g

鸡粉.............少许

料酒.............3mL

水淀粉...........适量

食用油...........适量

做法

1. 洗净的杏鲍菇切条形；洗好的西芹切条形。

2. 用油起锅，倒入处理好的大虾，炒匀。

3. 放入杏鲍菇，炒出香味，注入备好的高汤，用大火煮沸，淋入料酒。

4. 去除浮沫，再煮约3分钟，至食材断生。

5. 倒入切好的西芹，炒匀，加入盐、鸡粉。

6. 拌匀调味，煮一会儿，至西芹断生，再用水淀粉勾芡，至食材熟透。

7. 关火后盛出菜肴，装在盘中即成。

【 营养功效 】

西芹、杏鲍菇都是改善便秘的理想食材，而大虾含有优质蛋白质、维生素C、钙等营养成分，可养血补虚、增强免疫力。

扫一扫看视频

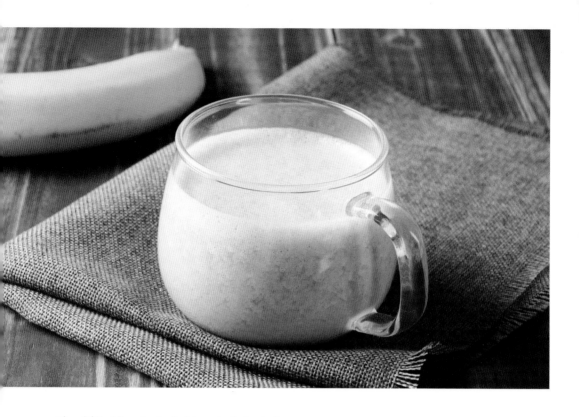

香蕉牛奶椰子油汁

原料

香蕉······················1 根

牛奶·············· 120mL

调料

姜黄粉·················2g

蜂蜜·····················5g

椰子油··············3mL

做法

1. 香蕉剥皮，切成段，放入榨汁杯中。

2. 倒入牛奶，加入姜黄粉、蜂蜜、椰子油，倒入凉开水。

3. 榨汁杯盖上盖，安在榨汁机上，榨约30秒，制成果汁。

4. 将榨好的果汁装杯即可。

【 营养功效 】

　　椰子油含有对人体有益的油脂等营养成分，它能起到润滑肠道的作用，搭配香蕉、蜂蜜等具有润肠通便功效的食物，有助于改善习惯性便秘。

扫一扫看视频

把好饮食关，腹泻可自愈

关注饮食卫生，是防治腹泻的第一步

含有有害菌、病毒、寄生虫、化学物质的食品可导致腹泻，甚至引发癌症。因此，为防治腹泻，需积极关注食品的卫生安全问题。

蔬菜、水果要充分洗净

从市场买回来的蔬菜、水果可放在水龙头下冲洗一遍，再用淡盐水浸泡大约30分钟。可去皮的水果尽量去皮，以减少蔬菜、水果中的农药残留。

购买袋装食品时注意检查

首先要检查食品的外包装有无破损。其次要注意看生产日期、保质期、保存方式，最好不要买临近保质期的食品。还要留意有无生产商、生产地等。

外出就餐尤其要注意卫生

外出就餐尽量选择营业执照齐全、卫生条件良好的餐厅，尽量不要选卫生条件差的路边摊。使用消毒碗筷，肉类、海鲜等要充分煮熟，以免误食寄生虫。

剩菜剩饭少吃为妙

剩菜容易滋生细菌和生成有害物质，如果经常食用剩菜剩饭，容易引发腹痛、腹泻、胃溃疡等症，甚至可能转变为胃癌。因此，做饭时，饭菜量一定要适宜。不得已的情况下剩下了食物，尽量当天吃掉。储存时，食物要凉透再放入冰箱，不同的剩菜要分开放，并且下次吃的时候一定要充分加热，隔日不要再吃。如果是凉菜，其放置三小时后细菌容易超标，不论荤素都不要吃剩下的。

饮水卫生不可轻视

人一旦饮用未经消毒处理的水，就有可能引起腹泻、痢疾等肠道疾病。因此，要特别注意饮水卫生。在日常生活中，如果使用水箱、桶装水、净化器、饮水机等，需定期清洗，确保饮水安全。一般来说，桶装水最好在一个星期内喝完，或者将水烧开了再喝。

改善腹泻的
关键营养素

蛋白质　　蛋白质是构成细胞的基本物质，是机体生长及修补受损组织的主要原料，因此腹泻患者需适量补充蛋白质。腹泻患者可通过食用瘦肉泥、鱼肉粥等食物来补充。

维生素A可维护上皮组织细胞的健康和促进免疫球蛋白的合成，防治因细菌感染造成的各种炎症，降低腹泻的发生率。蜂蜜、香蕉、菠菜等食物中含有丰富的维生素A。　　**维生素 A**

B 族维生素　　B 族维生素可增强食欲和消化功能，并促进蛋白质、糖类、脂类代谢，腹泻患者补充 B 族维生素可调节消化道菌群。富含 B 族维生素的食物主要有糙米、动物肝脏等。

维生素C与人体的免疫系统相关，当人体缺乏维生素C时免疫力就容易下降。腹泻患者摄入维生素C有利于机体生成免疫球蛋白，修复受损组织。西红柿、山楂等食物中富含维生素C。　　**维生素 C**

锌　　锌可以加速肠道黏膜的修复，提高细胞免疫以及对感染原的免疫力，有效缓解因腹泻引起的各种不适症状。腹泻患者可每日补充适量锌。牡蛎、三文鱼、牛肉等食物中含有较为丰富的锌。

当人体腹泻时，体内的水、电解质和酸碱度容易失去平衡，若这种失衡超过了人体的代偿能力，电解质代谢易发生流失、紊乱。因此，需适量补充钙、钠、钾。可选择茄子、洋葱等食物来改善腹泻。

钠、钾、钙

补充有益菌，
改善肠道菌群

有益菌能抑制致病菌的繁殖，减少有害菌的破坏作用。对已经发生腹泻的患者来说，补充有益菌有助于平衡肠道菌群及恢复正常的肠道pH值，对防止因菌群失调引起的腹泻有积极作用。

腹泻人群平时可适当选择一些含有多种有益菌的食物来补充，如酸奶、奶酪等奶类或奶制品，泡菜、味噌、豆豉等发酵食品，有益菌饮料，有益菌补充剂等。其中，酸奶是比较常见且易得的有益菌补充选择，不过在选购酸奶时，应尽量选择含活性有益菌的酸奶。

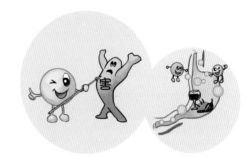

腹泻期间，
饮食宜清淡、温热

腹泻期间肠胃比较脆弱，消化功能减弱，若此时进食得太杂或进食生冷，容易加重胃肠的负担，对胃肠产生不良的刺激，加重腹泻的症状。腹泻期间的饮食尽量以简单、清淡、温热为宜。

急性发作	出现好转	逐渐恢复
腹泻处于急性期应暂时禁食，使肠道完全休息。必要时由静脉输液，以防失水过多而造成水、电解质代谢紊乱。	此时可采用清淡流质饮食，食材尽量简单，少用调料可选择蛋白水、果汁、米汤、薄面汤等。	随着病情好转可渐渐增加食物种类，渐渐过渡到普食，即恢复食物多样化。

婴幼儿腹泻的
饮食调整计划

婴幼儿腹泻应注意两种情况，一是消化不良，多因饮食不当、喂养不合理、食物粗糙或高脂等原因引起胃肠功能紊乱所致；二是因细菌或病毒引起的胃肠道炎症。婴幼儿的胃肠功能较差，出现腹泻时要特别注意饮食，及时调整饮食计划。

食物应从稀到稠过渡

婴幼儿腹泻期间的饮食调整，原则上由少到多、由稀到稠，尽量鼓励多吃，逐渐恢复到正常饮食。调整速度与时间取决于患儿对饮食的耐受情况。母乳喂养或牛奶喂养者如症状严重，可停止喂哺，待症状减轻后，改稀释牛奶、发酵奶或去乳糖配方奶(不含乳糖)喂养，并密切观察，一旦小儿能耐受即应恢复正常饮食。

饮食清淡，勤补水

宜保证足够水分，纠正脱水后，再给流质、半流质饮食，逐渐过渡到正常饮食。总的原则是饮食宜清淡、易消化、低脂肪；宜进食母乳、牛奶、米汤、新鲜果汁、蛋白汤等流质或豆浆、稀饭、菜泥、苹果泥、碎鱼、碎肉、蒸鸡蛋等半流质及少渣食物。

是否需要禁食视情况而定

一般不主张禁食。除非遇脱水严重、呕吐频繁的患儿，可暂时禁食，先纠正水和电解质紊乱，病情好转后恢复喂养。必要时对重症腹泻伴营养不良者采用静脉营养。腹泻停止后，应提供超过平时需要量的 10% ~ 100% 的食物供给。一般 2 周内每日加餐 1 次，以便较快地补偿丢失的营养。

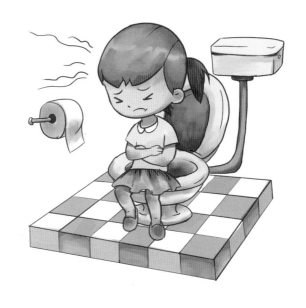

餐桌上的止泻食疗方

腹泻是一种常见的肠道病症，很可能是平时饮食不太注意造成的。腹泻期间，吃对食物非常重要，下面推荐一些腹泻期间可以吃的食物。

以下图表中部分营养素简称如下：

蛋——蛋白质，纤——膳食纤维，B——B族维生素，C——维生素C

五谷及豆类

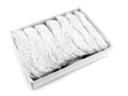

面条（蛋、钾）

面条中含有的蛋白质、钾、钠、镁等营养成分，腹泻患者食用可煮得软烂点，以缓解症状。

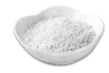

藕粉（镁）

藕粉口感清淡，对胃肠不会产生不良的刺激，适合腹泻者食用；藕粉中含有一定量的镁元素，还有健脾利胃的作用。

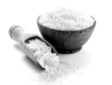

大米（钾、镁）

大米含有非常丰富的钾、镁，可做成大米粥，特别适合腹泻患者食用，可改善消化不良，预防电解质紊乱。

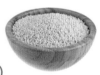

小米（镁、钠、钙）

小米富含镁、钠、钙等多种营养素，而且具有容易消化吸收的特点，比较适合腹泻患者食用。

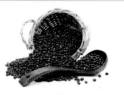

红豆（蛋、钙）

红豆中的食物蛋白质比较丰富，还含有一定量的钙，适量食用，可缓解消化不良、腹痛腹泻等症状。

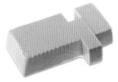

豆腐（钾）

豆腐中富含钾，可预防腹泻患者出现电解质紊乱，但一次不可多食，以免引起消化不良而加重腹泻。

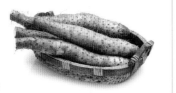

山药（钾）

山药含有多种有利于胃肠消化吸收的维生素，还含有多种微量元素，特别适合慢性腹泻患者食用。

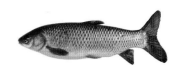

草鱼（蛋）

草鱼中含有非常丰富的优质蛋白质，可补充腹泻患者身体所需，比较适合慢性腹泻患者。

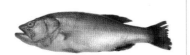

鲈鱼（蛋、B）

鲈鱼含有蛋白质、B族维生素、钙、镁、硒等营养成分，具有补脾胃的功效，可预防腹泻患者电解质的流失。

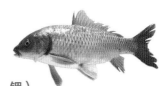

鲤鱼（蛋、钾）

鲤鱼含有易吸收的优质蛋白质，适合腹泻患者食用；鲤鱼中的钾含量丰富，可改善人体新陈代谢。

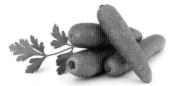

胡萝卜（B、纤）

胡萝卜中含有较多的B族维生素、维生素A、维生素C和可溶性膳食纤维，不会增加腹泻者的消化负担。

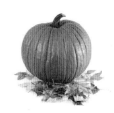

南瓜（钙、钠）

南瓜中含有一定量的钙、钠、钾等营养素，可补充腹泻患者所需，食用时最好将其煮至软烂。

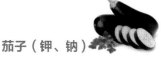

茄子（钾、钠）

茄子含磷、钙、钾等营养素和胆碱、葫芦巴碱、龙葵碱等多种生物碱，有利于维护消化系统的健康。

大蒜（钠、钙）

大蒜中含大蒜素，有很强的杀菌作用，使有害的细菌代谢出现紊乱，从而无法繁殖与生长，可缓解腹泻。

苹果（纤）

苹果中含有机酸如鞣酸、凝酸、果胶、膳食纤维等，具有收敛止泻和清除毒素的作用。

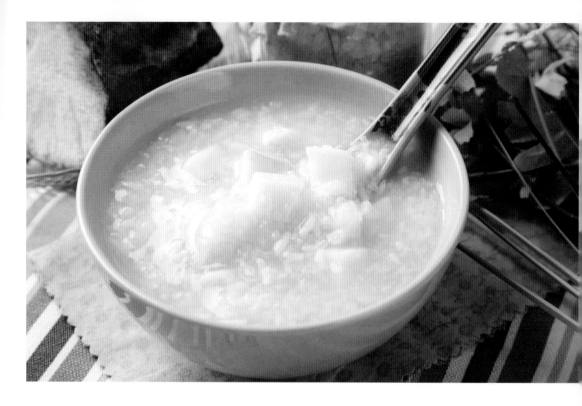

山药大米粥

原料

大米·················100g

山药·················100g

调料

盐·······················2g

做法

1. 将去皮、洗净的山药切开，再切小块。

2. 砂锅中注入适量清水烧开，倒入山药块。

3. 放入备好的大米，拌匀，使米粒散开。

4. 盖上盖，烧开后用小火煮约 45 分钟，至食材熟透。

5. 揭盖，加盐拌匀，用中火略煮，关火后盛出即可。

【 营养功效 】

　　山药含有淀粉酶、多酚氧化酶、黏液质、黏液蛋白等物质，有保护消化道的作用；大米可益气健脾，两者搭配煮成粥，口感清淡，营养易吸收，尤其适合腹泻患者食用。

扫一扫看视频

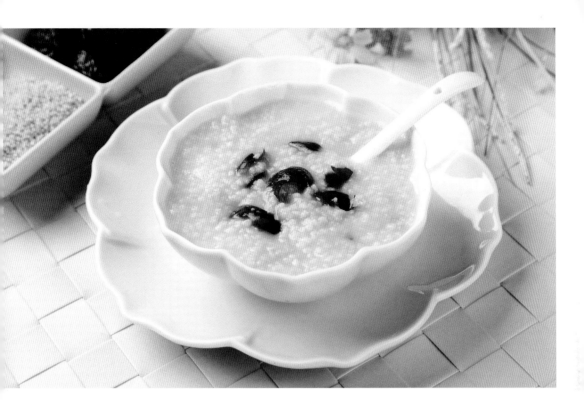

红枣小米粥

原料

水发小米·········100g
红枣·············100g

做法

1. 砂锅中注入适量清水烧热，倒入洗净的红枣。
2. 盖上盖，用中火煮约 10 分钟，至其变软。
3. 揭盖，关火后捞出煮好的红枣，放在盘中放凉。
4. 将晾凉后的红枣切开，取果肉切碎。
5. 砂锅中注入适量清水烧开，倒入备好的小米。
6. 盖上盖，烧开后用小火煮约 20 分钟，至米粒变软。
7. 揭盖，倒入切碎的红枣，搅散、拌匀，略煮一小会儿。
8. 关火后盛出煮好的粥，装在碗中即成。

【 营养功效 】

　　小米是非常养胃的食物，它不仅可以缓解胃痛、缓和胃酸，最主要的是它还可以治疗和预防一些慢性胃病，从而降低肠道疾病的发病率。腹泻患者食用有利于缓解症状。

扫一扫看视频

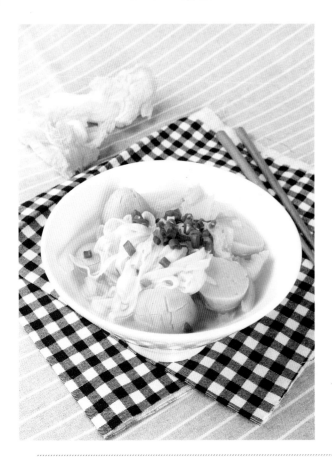

鱼丸清汤面

原料

面块……………110g

鱼丸……………85g

白菜……………100g

调料

盐………………2g

鸡粉……………2g

胡椒粉…………2g

芝麻油…………5mL

葱花……………少许

姜片……………少许

做法

1. 洗净的鱼丸对切开，切上十字花刀。

2. 洗净的白菜切丝，待用。

3. 沸水锅中倒入鱼丸、姜片、面块，煮至食材熟软。

4. 再倒入白菜丝，拌匀。

5. 撒上盐、鸡粉、胡椒粉、芝麻油，拌匀入味。

6. 关火后盛入碗中，撒上葱花即可。

【营养功效】

　　面条的口感细软，容易消化吸收，不会增加腹泻患者的肠胃负担。搭配鱼丸、白菜等食材，又可补充腹泻患者所需的营养物质，预防其出现水、电解质紊乱的症状。

扫一扫看视频

胡萝卜丝炒包菜

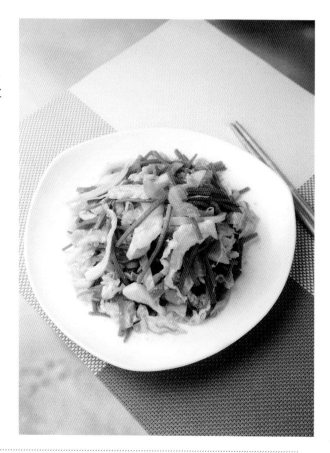

原 料

胡萝卜·············150g

包菜················200g

圆椒················35g

调 料

盐·····················2g

鸡粉··················2g

食用油············适量

做 法

1. 洗净、去皮的胡萝卜切片，改切成丝。
2. 洗好的圆椒切细丝。
3. 洗净的包菜切去根部，再切粗丝，备用。
4. 用油起锅，倒入胡萝卜丝，炒匀。
5. 放入包菜、圆椒，炒匀。
6. 注入少许清水，炒至食材断生。
7. 加入盐、鸡粉，调味，关火后盛出炒好的菜肴即可。

【 营养功效 】

　　胡萝卜中含有的膳食纤维属于可溶性的，有利于消化系统的健康；包菜含有维生素A、钾等营养成分，能增强免疫力。因此，腹泻患者可适量食用本品。

扫一扫看视频

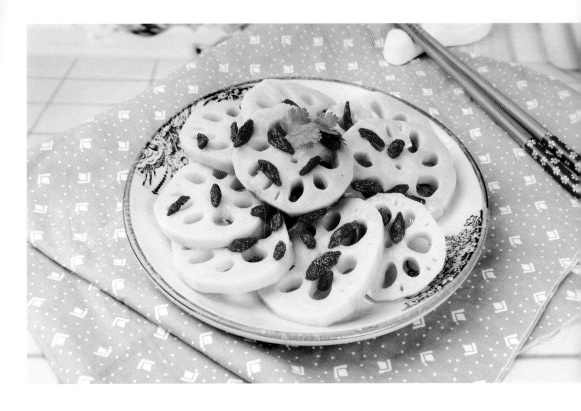

冰糖枸杞蒸藕片

原料

莲藕················200g

枸杞子················5g

调料

冰糖················15g

做法

1. 将洗净、去皮的莲藕切成均匀的片。
2. 将藕片整齐地码在盘内，撒上枸杞子、冰糖。
3. 电蒸锅注水烧开上汽，放入食材。
4. 盖上锅盖，调转旋钮定时 20 分钟。
5. 待 20 分钟后掀开锅盖，将藕片取出即可。

【 营养功效 】

　　莲藕中含有鞣质，有健脾止泻、增进食欲的功效，有助于腹泻患者的调养。搭配冰糖、枸杞子蒸制，适合消化能力较弱的腹泻患者食用。

扫一扫看视频

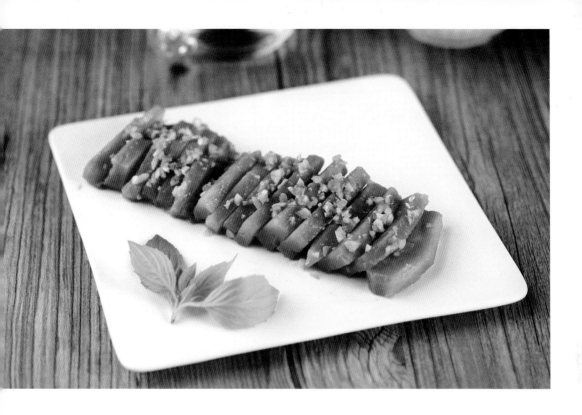

蒜香蒸南瓜

原料

南瓜·················400g

调料

盐···················· 2g

鸡粉·················· 2g

生抽·················4mL

芝麻油·············2mL

食用油·············适量

香菜··············少许

葱花··············少许

蒜末·················25g

做法

1. 洗净、去皮的南瓜切厚片。

2. 将南瓜片装入盘中，摆放整齐。

3. 把蒜末装入碗中，放入盐、鸡粉。

4. 淋入生抽、食用油、芝麻油，拌匀，调成味汁。

5. 把味汁浇在南瓜片上，然后把处理好的南瓜放入烧开的蒸锅中，盖上盖，用大火蒸8分钟，至南瓜熟透。

6. 揭开盖，取出蒸好的南瓜，撒上葱花，放上香菜点缀，浇上少许热油即可。

【 营养功效 】

　　蒸南瓜的口感清淡，易于消化，不会增加腹泻患者的消化负担，搭配的蒜末还有杀菌消炎的作用，有利于胃肠恢复健康。

扫一扫看视频

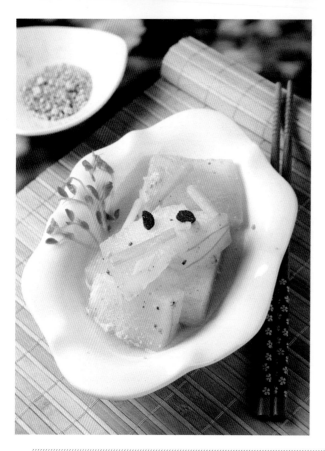

泽泻蒸冬瓜

原料

泽泻粉⋯⋯⋯⋯⋯ 8g

冬瓜⋯⋯⋯⋯⋯400g

枸杞子⋯⋯⋯⋯⋯少许

调料

鸡粉⋯⋯⋯⋯⋯⋯ 2g

料酒⋯⋯⋯⋯⋯⋯4mL

姜片⋯⋯⋯⋯⋯⋯少许

葱段⋯⋯⋯⋯⋯⋯少许

做法

1. 洗净、去皮的冬瓜切成片，待用。

2. 取一个蒸碗，倒入冬瓜、泽泻粉、姜片、葱段。

3. 放入鸡粉，淋入料酒，搅拌匀后放入蒸盘中。

4. 蒸锅上火烧开，放入冬瓜，盖上盖，大火蒸20分钟至熟；揭盖，将蒸碗取出，撒上枸杞子即可。

【 营养功效 】

　　冬瓜所含的维生素中以维生素C、烟酸含量较高，含有的矿物质有钾、钠、钙、铁、锌、铜、磷、硒8种，适量食用可补充腹泻患者流失的电解质。

扫一扫看视频

西红柿炖豆腐

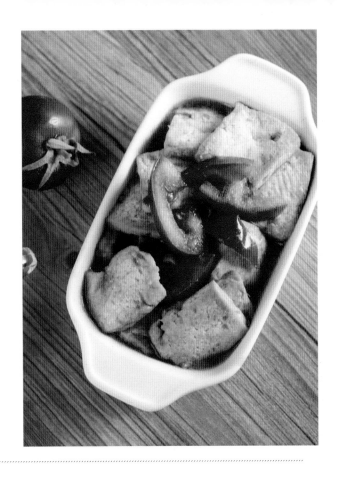

原料

西红柿…………200g

老豆腐…………185g

调料

腐乳汁……………15g

鸡粉………………2g

白糖………………2g

生抽………………5mL

椰子油…………适量

葱花………………少许

姜片………………少许

做法

1. 备好的老豆腐切成均匀的厚片；洗净的西红柿去蒂，切成小块。

2. 热锅中倒入适量的椰子油烧热，放入老豆腐，将其煎至两面金黄色。

3. 将煎好的老豆腐盛入盘中，待用。

4. 另起锅倒入椰子油烧热，放入姜片，爆香；放入老豆腐，淋上生抽，翻炒匀。

5. 倒入西红柿块，快速翻炒均匀，淋上适量清水，倒入腐乳汁，翻炒匀。

6. 盖上锅盖，大火炖5分钟至熟透；开锅盖，加入鸡粉、白糖，翻炒调味，关火盛出，撒上葱花即可。

【 营养功效 】

　　西红柿所含的果酸、柠檬酸，有助于胃液对蛋白质、脂肪的消化，可改善因消化不良所致的腹泻。

扫一扫看视频

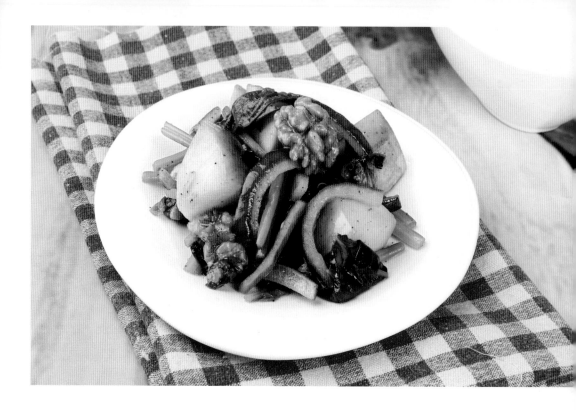

核桃苹果拌菠菜

原料

苹果·················80g

核桃仁··············70g

菠菜·················150g

洋葱·················40g

调料

盐·····················适量

白胡椒粉···········适量

橄榄油··············适量

做法

1. 洗净的苹果切开，去核，切成小块；择洗好的菠菜切成段；洗净的洋葱切成丝。

2. 锅中注入适量清水烧开，倒入菠菜煮至断生，捞出沥干，待用。

3. 热锅中注入适量橄榄油烧热，倒入洋葱丝，炒香，倒入苹果块、核桃仁，快速翻炒均匀。

4. 关火，倒入备好的菠菜，翻炒匀。

5. 加入盐、白胡椒粉，搅拌至入味。

6. 将拌好的菜肴盛入盘中即可。

【 营养功效 】

苹果中富含果胶和钾，可调整肠胃，平衡电解质，对腹泻有收敛作用；核桃仁有抗菌消炎的作用，对因细菌、病毒引起的感染性腹泻有改善作用，但核桃仁油脂含量高，腹泻患者一次不可食用过多。

扫一扫看视频

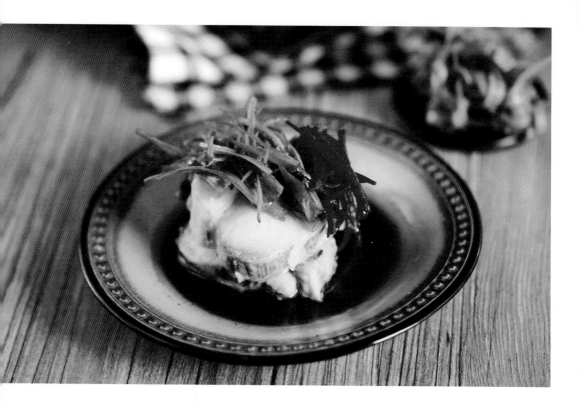

豉香葱丝鳕鱼

原料

鳕鱼……………230g

红椒丝…………少许

调料

葱丝……………少许

蒸鱼豉油………10mL

盐………………2g

料酒……………5mL

食用油…………适量

做法

1. 将洗净的鳕鱼放入碗中,加入盐,淋入料酒,搅拌均匀,腌渍 10 分钟至入味。

2. 取出电蒸锅,将腌好的鳕鱼装盘,放入电蒸锅中,按下"开关"键,通电。

3. 选择蒸制功能,蒸约 12 分钟至食材熟透。

4. 断电后揭开锅盖,取出鳕鱼。

5. 在蒸好的鳕鱼表面摆上葱丝、红椒丝,淋上蒸鱼豉油。

6. 热锅中注油烧热,将热油淋在鳕鱼上即可。

【 营养功效 】

鳕鱼肉中含有球蛋白、清蛋白及含磷的核蛋白,并含有腹泻患者日常必需的各种氨基酸,具有促进吸收、补充营养的功效。

扫一扫看视频

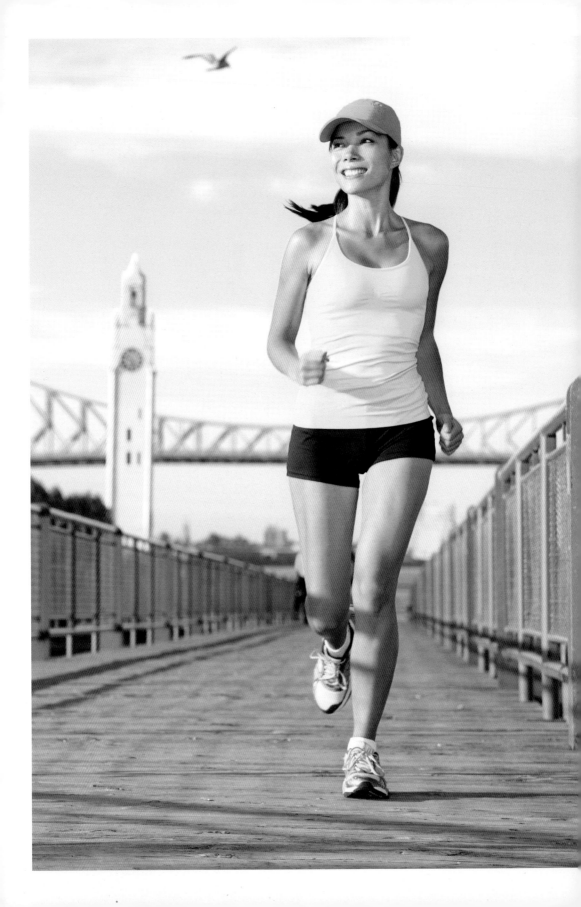

PART 3

运动保健
——实践便活法则

你还在为便秘而临厕努挣？你还在为腹泻而两腿发软？你还在依靠药物排出肠道毒素？想要改善现状，统统看过来！本章教你从日常运动、按摩、生活小技巧等方面学会调理肠道，促进胃肠道蠕动。实践便活法则，让你轻轻松松排出肠道毒素，告别排便困扰。

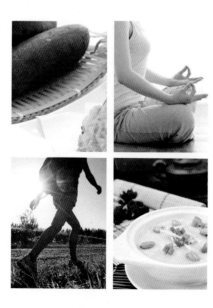

提升排便力，日常运动不可缺

每日步行，有益肠道健康

步行，能促进肠蠕动，最立竿见影的效果就是使排便通畅。因为步行能增强人的心血管功能，可以增加呼吸的深度与频率，促使膈肌和腹肌较大幅度地活动，从而对胃肠道起到较好的按摩作用，改善胃肠道的血液循环，加强胃肠道黏膜的防御机制。

步行的最好地点是公园。如果离公园较远，也要找道路两边有树或绿化带的地方走。最好选择空气新鲜的地方，离马路越远越好。

走路时最好穿宽松一些的衣服，袜子也以棉质较厚的为好，可以起到一定的缓冲作用。尤其鞋子非常重要，越轻越好。

正确的步行姿势应当是挺胸抬头，目光平视，躯干自然伸直；收腹，身体重心稍向前移；上肢与下肢配合协调，步伐适中，两脚落地有节奏感。每分钟走60～80m。上肢应随步子的节奏摆动，走线要直，不要左弯右拐。每天步行半小时至1小时，强度因体质而异，一般以微微出汗为宜。

当然，步行有着好几种方法，不同的步行方法带来的效果也是不一样的。因此，对于步行的问题，我们可以选择最为适合自己的一种来作为自己健身的方法，这样就可以有效地保证自己的健康，不再受一些胃肠疾病的困扰。

普通步行

此法适合不同的年龄层，没有什么动作要求，既简便又放松。锻炼者可在早晨、晚上练习，练习的时间和步行速度可根据自己条件合理安排。一般慢速散步在每分钟60步左右，中速散步在每分钟80步左右。练习时间每次15分钟，每日1～2次就可获得较好的锻炼效果。

快速步行

此法在普通步行的基础上加快了速度，同时配合手臂摆动，背部挺直。要求每次步行时必须达到一定的速度，满足一定的锻炼时间。这种步行方法，加大了运动强度，身体健康者可多练习。一般每次20～30分钟，每周2～3次就可达到满意效果。

定量步行

此法就是每次规定时间或距离，规定数量，从而提高练习质量来健身的方法。如步行的时间不变，逐步延长步行的距离。这种方法对检查评价自身锻炼的效果有一定意义，适用于中年人。

摆臂步行

此法是在散步时两臂有意用力前后大幅度摆动的练习方法。可增加锻炼者肩部和胸廓的活动，配合呼吸动作，不仅有利于促进胃肠蠕动，还有利于治疗

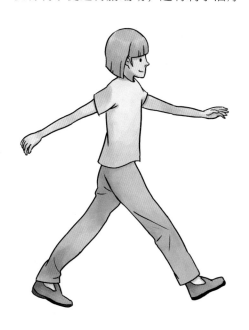

摆臂步行

呼吸系统疾病。散步时间和速度可因人而异。

摩腹步行

散步时将两手掌重叠放于腹脐部位，顺时针、逆时针旋转各按摩36次。一边散步，一边摩腹有利于防治肠胃病，加速血液循环，促进消化。

拍打步行

散步时利用两臂自然摆动，手掌拍打肩、胸、腹、腰、背等各部位。这是一种传统保健方法，可刺激穴位，有舒筋活络、缓解紧张、消除疲劳的作用。

倒走步行

这种方法改变了步行方向和习惯，有利于锻炼人体感觉器官的平衡。倒走时从脚尖先着地过渡到脚跟，对按摩脚尖穴位有良好作用。练习的时间一般在5分钟左右，也可以向前走与后退走交替进行。

听歌步行

边步行边听一些舒缓的歌曲，踩着拍子走路。这是一种减压的方式，也有助于消化。但不要听节奏快的歌曲，那样会不自主地加快步子，不利于消化。

经常跑步，
可促进代谢

跑步是人们最常采用的一种锻炼方式，这主要是因为跑步技术要求简单，无需特殊的场地、服装或器械。无论在运动场上或在马路上，甚至在田野间、树林中均可进行，并且锻炼效果较好。

通便原理

跑步对于调节胃肠功能，防治胃神经官能症、胃及十二指肠溃疡、慢性胃炎、结肠炎等消化系统疾病都有良好的效果。

选好跑鞋

跑步需要穿富有弹性的跑鞋，跑动时全脚着地，以减轻身体的冲力，还可防止骨关节、肌肉和韧带的损伤。

动作要领

跑步时应挺胸收腹，使肺泡得到充分地扩张，增加肺活量，并可保持胸部、腰部的线条美。

跑步时间

通常跑步时间的选择以上午10点左右以及下午5点至傍晚为宜。在这两个时间段，人的精神、体力、心肺功能和关节的灵活度相对较好，运动效果更佳。

另外，每次跑步的时间为30～60分钟，但由于每个人的身体条件和综合素质不同，跑步持续时间可根据自己的身体状况决定，以运动后不疲劳，身体感觉舒适为宜。

推荐的跑步方式

开始时可采取慢跑与走路交替的方法，从每日跑和走各几十米，逐渐增加距离，如觉得累，可多走少跑。

→

在2～3个月内逐渐增加跑的距离，直至每日跑满800m。

→

在第4个月时，改为慢跑和中速跑交替的变速跑。

→

4个月后，逐渐增加中速跑的距离，直到完全用中速跑800m。

温馨提示

1. 慢跑结束前要逐渐减慢速度，切忌突然停止，以免慢跑时集中在四肢的血液一时难以回流，而引起心、脑暂时性缺氧。

2. 跑步时最好用鼻呼吸，避免用口呼吸，防止咳嗽、呕吐。

3. 慢跑中若出现呼吸困难、心悸、胸痛、腹痛等不适，应停止运动，随后到医院进行诊疗。

仰卧蹬自行车式可锻炼腹肌，使排便更轻松

仰卧蹬自行车这个姿势模拟了蹬自行车的动作，通过大腿和两膝的运动，增强血液循环。不仅强壮了背肌和双膝，充分锻炼双腿，消除腿部脂肪，使两腿修长而匀称，腿部肌肉更加有力，还可锻炼腹肌，使排便更轻松。

通便原理

仰卧蹬自行车通过锻炼腹部的肌肉群，按摩腹腔脏器，可缓解胀气、消化不良、便秘，还能预防痔疮。对于长期便秘的人来说，是一个极佳的锻炼方式。

动作要领

◎ 仰卧，弯膝让脚掌平放地上，双臂放在体侧，掌心向下，稍收下巴。

◎ 腰背下压，同时双腿屈膝抬高90°。

◎ 脚尖下压，双腿慢慢地向前踩小圈，仿佛在骑自行车，踩圈时保持弯膝。

◎ 踩圈幅度逐渐加大，保持颈肩放松，下巴稍微内收，后腰贴地，呼吸和动作都要均匀顺畅。

运动频率

每次最少做到20次，左右转体1次为1个动作，达到一定水平以后逐渐增加次数到每组40～60次，效果最佳。每次练习做3～4组。

注意事项

首先，要注意的就是呼吸的问题。开始的时候由于腹肌力量差，动作缓慢，呼吸频率比较容易掌握。随着腹肌的增强，运动频率加快，呼吸也要随之加快，始终保持呼吸与动作一致。其次，做完空中脚踏车，最好再搭配抬腿15分钟，放松下半身肌肉，避免大腿肌肉紧绷。最后，女性生理期不可练习，腹部做过手术、膝关节有伤的人锻炼前要咨询医生。

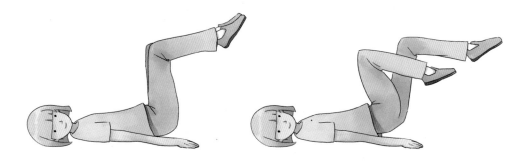

屈膝抬腿　　　　　　　　　　　蹬自行车式

跳绳能促进血液循环，有利于缓解便秘

便秘是生活中常见的一种情况，给我们的健康带来了极大的威胁。专家介绍，便秘不仅是排便不畅的苦恼，还会导致很多疾病，如妇科疾病、结肠癌等。运动能够很好地防治便秘，最好的方式之一就是通过跳绳震动内脏。

通便原理

弹跳能刺激骨骼、肌肉，促进血液循环，此外还能增强免疫力，这对缓解便秘十分重要。跳绳能刺激腹腔内脏，加强肠胃的蠕动，促进营养的吸收和废弃物的排出，对肠胃功能失调、消化不良引起的便秘疗效明显。

此外，跳绳可以让血液中获得更多的氧气，使心血管系统保持强壮和健康。

跳绳技巧

跳绳时重心要落在前脚掌，双膝微屈。跳起时脚离地不应超过1寸。上身保持正直，目视前方。跳绳时手腕用力，肘部贴近身体。 **平衡**

跳起 前脚掌、小腿、膝关节、髋关节一起用力，通过前脚掌推起身体，脚离地时脚趾朝下。

动作柔和，由踝、膝、髋共同缓解冲击力。脚与地面的接触应尽量短促，脚跟不触地。 **落地**

两脚交替跳 动作类似原地跑步。开始慢，再逐渐加速。脚不要向后抬得太高，那样容易挡住绳子的走向。

跳绳频率

每周跳绳不应少于4次但也不可多于6次。每次跳绳时间控制在半小时到2小时之间，太少起不到健身效果，多于2小时的过度训练会使身体感到疲劳。

注意事项

跳绳前要注意热身，适当活动肩膀、手腕、双膝、腰部和脚踝。跳绳前不可大量饮水，这和其他有氧活动的注意事项是一样的。

经常游泳能增强免疫力，改善便秘

游泳是很受欢迎的健身运动项目之一，游泳不仅能给人带来心理上的愉悦，还能塑造健美的身形，更能够增强心血管系统的功能，增强体质，提高协调性。

游泳十忌

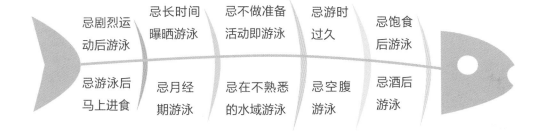

忌剧烈运动后游泳　忌长时间曝晒游泳　忌不做准备活动即游泳　忌游时过久　忌饱食后游泳

忌游泳后马上进食　忌月经期游泳　忌在不熟悉的水域游泳　忌空腹游泳　忌酒后游泳

通便原理

游泳时水的浮力、阻力和压力对人体是一种极佳的按摩。人在水中活动的阻力比在陆地上大12倍，手脚在水中运动时，你一定能感受到那强大的阻力。这不仅会加快人体的新陈代谢，加速营养物质的吸收，还因为膈肌运动幅度较大，间接地按摩胃肠，加快胃肠蠕动，促进排便。

游泳频率

初练者可以先连续游3分钟，然后休息1~2分钟，再游2次，每次也是3分钟。如果不费很大力气便完成，就可以间断地匀速游10分钟，中间休息3分钟，一共进行3组。如果仍然感到很轻松，就可以开始每次游20分钟，直到增加到每次游30分钟为止。如果你感觉强度增加的速度太快，就可以按照你能够接受的强度进行。另外，游泳消耗的体力比较大，最好隔一天一次，让身体有一个恢复的时间。

注意事项

游泳场馆连续使用，卫生标准很难保证，大肠菌群等病菌大量繁殖，水的浊度增高。游泳时也难免将皮肤排泄物、脱落的毛发、鼻涕、汗液、体液，甚至尿液及泳衣染料、纤维等带入水中。污染的水常导致眼、鼻、耳、喉、皮肤、胃肠道、生殖系统等的疾病。所以泳前涂上防氯乳，会对皮肤起到一层隔离作用，泳后也要认真清洁身体。

如果空气中没有足够的水分，皮肤从湿到干的过程中，就会同时吸收皮肤表层的水分而使皮肤变得更干。所以最好的护理办法，就是从水中沐浴出来，马上擦干身上的水珠。

常做伸展运动，
改善消化不良

伸展运动，能调动全身骨骼肌，带动腹腔脏器，按摩肠道，进而促进胃肠蠕动，改善消化不良。

伸展运动的最佳时间是步行之后。如果你的身体某部位需要在步行运动之前做伸展运动的话，那么就要慢慢地先做些暖身运动。而且，须慢慢地做伸展运动，动作要轻柔，不要用力过大，不要让身体感到疼痛。如果你感到疼痛，那就说明你做得太过了，这时候要赶紧收回你的动作，恢复到你做伸展运动之前的动作。另外，每一个伸展运动至少持续30秒，然后放松，再重新开始做。

髂胫束伸展

◎　身体直立，双脚打开与肩同宽。

◎　将一脚跨过另一脚同时再将对侧的手臂高举过头以维持平衡。

◎　换边再重复这动作。

内收肌群伸展

◎　保持身体直立，双腿并拢，双手置于髋部。

◎　弯曲左膝，让膝关节的位置在脚的正上方，右腿保持伸直，脚掌贴地。

◎　将身体慢慢移向左侧。

◎　然后回复起始位置，换边再做。

股四头肌伸展

◎　背对桌子站立，肩部放松，双手自然下垂。

◎　将左脚背置于桌面，保持两侧大腿平行，将髋部微微地向后倾斜，感受左大腿前侧的股四头肌被拉扯。

◎　维持此姿势几秒。

◎　放松，然后换边再做。

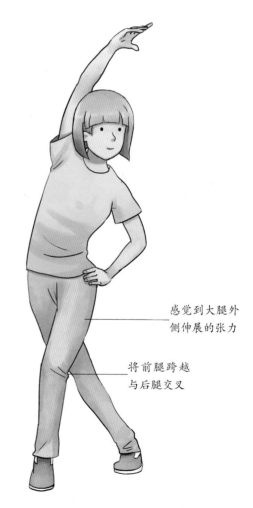

感觉到大腿外侧伸展的张力

将前腿跨越与后腿交叉

髂胫束伸展

跨步伸展

◎ 右脚踩上一个高跳箱或板凳，从髋部的位置让身体前倾，保持背部直立，左腿伸直，保持双脚平贴，双手置于身体两侧。

◎ 双臂张开90°，然后旋转身体，头部也跟着转。

◎ 在动作的末端停顿几秒，然后回复起始位置。完成所需的组数后，换边再做。

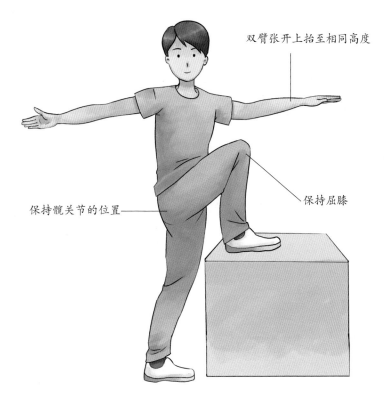

双臂张开上抬至相同高度

保持屈膝

保持髋关节的位置

跨步伸展

腿后肌伸展

● **方法一**

◎ 平躺于地面，并伸直双腿。

◎ 轮流将一脚抬起，并保持膝关节伸直固定，然后将脚趾头朝向身体方向拉。

◎ 回复起始位置，换边再做。

● **方法二**

◎ 平躺于地面，并伸直双腿，将左膝弯曲，并慢慢拉向胸口，直到肌肉有被伸展的感觉，保持后脑与地面接触。

◎ 回复起始位置，换边再做。

多做半蹲运动，
促进胃肠蠕动

在过去，便秘大都是老年人的"专利"。可现在，便秘缠身也早已是白领圈公开的秘密。年轻人便秘的越来越多，昼夜加班，久坐不动，工作紧张、焦虑、压力大，生活不规律……这些都是造成白领便秘的元凶。而且常坐于电脑面前，大多数人的坐姿都不标准，脊柱始终都保持着一个角度，导致脊柱承受着巨大的压力，身体的肌肉和血管都处于一种受压迫的状态，特别是40岁以上的人更应该注意。在有限的办公环境中，利用椅子多做半蹲运动，能促进胃肠蠕动。

动作要领

◎ 直立，双脚打开与肩同宽，背对椅子站在其前方，微收腹部，放松双肩。

◎ 吸气，同时向后坐，就像要坐在椅子上一样，但在臀部微微碰到椅子就停止动作。

◎ 吐气，同时慢慢起身，恢复直立姿势，感受臀部肌肉的紧缩。

◎ 反复练习1分钟。

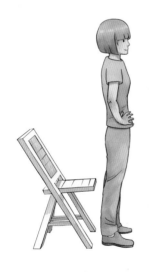

放松直立

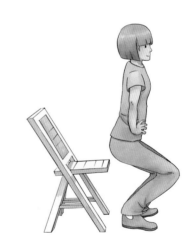

吸气半蹲

注意事项

半蹲运动只是在办公室里久坐之后的一个调节运动。想要胃肠道更健康，这点运动量是远远不够的。经常运动才是健康体魄的保障，如下班后跑跑步、打打球之类的，能达到一定运动量的项目才是预防便秘、调节身心健康的好项目。

转腰运动，
促进排便

早晨起床后做简单的转腰运动，有效改善便秘。腰腹处于人体枢纽位置，对上下消化道影响很大。适当进行腰骶部活动，可以促进胃肠蠕动与消化液的分泌，促进排便。

动作要领

● 平圈转法

◎ 目视前方，两脚分开站立，与肩同宽或略宽于肩，弯曲肘部，抬手到胸前，手指并拢，指尖相对，掌心向下，两膝微屈，小腹微微提气内收，腰椎往左侧弯，盆骨向左倾斜，呈左低右高状，上身要保持正直。

◎ 腰椎稍往前弯曲，盆骨向上微翘，上身保持正直，不要往后仰。

◎ 先回到中立位，然后腰椎往右侧弯曲，盆骨向右倾斜，呈右高左低，上身要保持正直。

◎ 腰椎往后弯曲，臀部往后撅起，上身不要前俯。这四个动作连着做完，算一圈。

● 立圈转法

◎ 两脚分开站立，与肩同宽或略宽于肩，抬手到胸前，两膝微屈，从腰椎往右侧弯曲，盆骨向右倾斜，呈右高左低状，上身保持正直，小腹稍微提起内收，腰椎向后弯。

◎ 接着向右侧弯，使盆骨从右倾位置向上，从左沿弓桥状弧线，过渡成抬手到胸前，两膝微屈，腰椎向左侧弯，盆骨向左倾斜，呈左低右高状，上身保持正直。

◎ 稍微沉气，放松小腹，腰椎向右侧弯，使骨盆从左倾位置向下、向右，沿着锅底状弧线，过渡到腰椎往右侧弯曲，盆骨向右倾，呈右高左低状，上身要保持正直，这算作一圈。

运动频率

刚开始做时可以先左后右各转几十圈，再逐渐增加圈数，最终延长到做半个小时的转腰运动。转腰时间最好放在早晨做，空腹时最好，做完后再喝一杯温开水。坚持半个月后，效果就会很明显了。

注意事项

运动的整个过程要慢，保持双臂不随意摆动，双膝该伸直时不要弯曲，否则达不到效果。另外，做动作时要慢要连贯，且多用腹式呼吸，全身放松。

人在走路的时候，胃肠也跟着加速工作。想解决便秘的问题，从生活上来说，一定要注意多活动，多运动。但是在多运动的时候，一定注意髋关节也要运动起来。因为我们的大小肠主要在腹腔当中，当我们走路的时候，增大髋关节前后运动的幅度，就是人为地在增加胃肠的运动。

每日 50 次仰卧起坐，
有效缓解腹胀

仰卧起坐是简单高效的锻炼方式，它不仅能塑造坚硬结实的腹肌、燃烧腹部脂肪，还有助于提升消化功能，预防和缓解腹部胀气、胃部胀满、便秘等胃肠道动力不足的问题。

运动要领

◎ 双腿屈膝，躺卧于地上，左右脚稍稍分开，步幅与肩同宽。臀部、后腰、背部、肩胛骨、两肩均与地面完全贴合。手臂屈肘，两手分别放在耳屏两侧，手肘尽量往地面下压，充分打开胸廓。

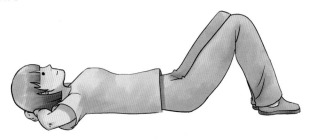

屈膝仰卧

◎ 头部往上微微仰起，背部以上的部位离开地面，拉伸颈部到肩胛骨之间的肌肉，同时往下收紧下巴，视线望向腹部上，保持这个离地姿势4秒，然后再次躺下，重复2次。
◎ 背部以上的部位离地，保持住这个姿势，然后托于后脑勺处的双手松开，右臂往斜上方伸直手臂，与地面的角度大概是45°左右，左臂则放下，于左侧身旁伸直，注意不要着地，保持与地面平行。
◎ 保持头部与两肩仰起离地的姿势，此时将左臂往上摆起，保持与地面45°的夹角，而右臂则往下摆，不要着地，与地面平行，这样交替地摆动两臂4个来回。

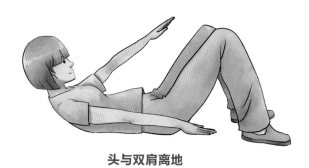

头与双肩离地

◎　双臂往上同时伸展，与地面的夹角扩大至60°。双腿伸直，往正上方抬高，脚掌朝向天花板，令双腿与地面垂直。背部与头部依然保持离地，保持姿势4秒。

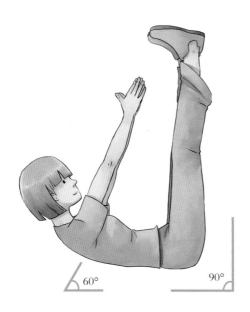

60°　　　90°

双臂上升，双腿与地垂直

◎　抬高的双腿屈膝，放下小腿，令大腿与小腿成90°，大腿不要改变姿势，双臂收回。屈肘，两手放在耳屏两侧，胸廓打开，记得要收拢下巴，视线落于腹部上。

◎　将抬起的双腿屈膝，此时小腿互相交叉。首先是右侧小腿在上，保持4秒，期间上身要保持平衡，背部与头部离地的姿势不变，双臂注意不要收拢，打开胸廓。

运动频率

　　对于刚开始以仰卧起坐来缓解腹胀的人群，每次仰卧起坐的次数以不超过10个为原则。每完成一次仰卧起坐后，应站起或躺下休息，让腹部肌肉能够放松10分钟以上。30岁以下的年轻人宜做45～60个/分钟，30岁～40岁最好做到35～40个/分钟，40岁～50岁宜做到约35个/分钟，50岁以上宜努力达到25～30个/分钟。

注意事项

　　千万不要把双手的手指交叉放于头后面，以免用力时拉伤颈部的肌肉。另外，做仰卧起坐的时候不能把腰抬起来，它不能锻炼腹部肌肉，只能练习髂腰肌。其次，抬腰会对腰椎造成压力，容易引起损害。

加强腹肌训练，
增强排便动力

腹肌力量弱会导致肠道蠕动变慢，并且肛门排便时需要腹肌施力，因此锻炼腹肌有助排便。建议锻炼时量力而行，重在每日坚持。

悬垂举腿

● 操作方法

悬垂在单杠上，双臂伸直。双腿伸直，双脚并拢，把双腿举到腰部的位置，保持一秒钟。然后，把双腿尽可能分开，保持一秒钟。再把双脚并拢，缓慢返回起始位置。

● 推荐训练量

这个动作难度很大，初学者可以做3组，每组做到力竭即可。

● 注意事项

自动作进行初始，肩胛骨应保持内收和下沉的状态。虽然这个动作能全面刺激整个腹部肌肉群，但是不建议臂力小、骨密度低的人进行此项训练。

悬垂雨刷卷腹

● 操作方法

悬垂在单杠上，双手握距与肩同宽，保持手臂和双腿伸直，双腿抬起来，在身体前方做类似汽车雨刷的动作。

● 推荐训练量

初学者可做3~4组，每组8~10次。

● 注意事项

把臀部朝前推压，身体不要前后摇晃，保证动作规范。这个动作既包含静力性腹肌收缩，又包含转体动作，既能锻炼核心区肌肉群，也能锻炼髋屈肌。

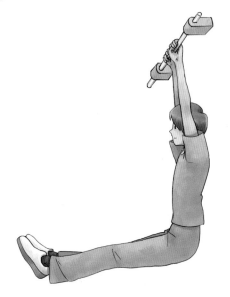

悬垂雨刷卷腹

站姿绳索负重卷腹

● 操作方法

背朝高位拉力器站立，双脚分开与肩同宽，膝关节稍稍弯曲。双手握住绳索手柄，在胸部的位置把双手固定下来。上半身从腰部的位置往前弯曲，直到前臂触及大腿，随后返回起始位置。

● 推荐训练量

刚开始每组做20次，随着时间的推移而增加训练量，不过要量力而行。

● 注意事项

做这个动作的时候要控制好髋部，否则无法正确地做深蹲和拉伸。

双腿冲天

● 操作方法

身体躺在地板或者垫子上，双腿抬起并微弯曲，双臂贴于地面。然后双腿向上伸出，带动身体向上，使臀部离开地面约30°，放下，重复。

● 推荐训练量

刚开始可以做1～2组，每组10次。逐渐加大训练量。

● 注意事项

以双腿力量带动身体上提，同时腹部被牵引受力，对腹腔脏器的牵引运动很有帮助。

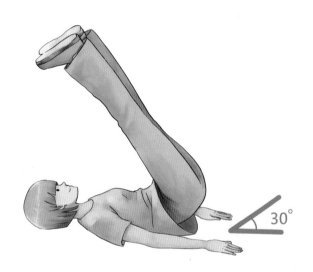

双腿冲天

侧向抛掷篮球

● 操作方法

侧身对着墙壁站立，双脚分开与肩同宽，手在臀部外侧抱住篮球，迅速转体，把球向墙壁抛掷。

● 推荐训练量

刚开始可以做2～3组，每组10次。每做完10次后，换另外一侧进行。

● 注意事项

在健身房可以在低位绳索下做这个动作。

健腹轮前行

● 操作方法

双臂伸直，身体呈俯卧支撑姿势，双脚放在健腹轮上。保持背部平直，收紧腹部，双手交替往前行走。

● 推荐训练量

刚开始可以做2～3组，每组前行18m，熟练后可逐步延长距离。

● 注意事项

做这个动作时，保持臀部的位置下沉，以确保训练负荷施加在核心区。

下斜仰卧举腿

● 操作方法

仰卧在下斜板上，头部的位置高于臀部，双手在头部上方握住长凳。把膝关节朝肘关节的位置抬起来，臀部离开长凳。随后，缓慢返回起始位置。

● 推荐训练量

初学者做2~3组10~15次即可。

● 注意事项

这个动作能最有效地刺激腹部肌肉群，可以同时高效刺激上腹部和下腹部肌肉。臂力不强的运动者要先锻炼臂力，以免出现上肢肌肉拉伤。

仰卧起坐站立

● 操作方法

仰卧在地板上，膝关节弯曲，双手在胸部抱住一个哑铃，腰部弯曲，把脚后跟稍稍朝臀部位置移动。然后，迅速站立。从站立位置下蹲，再次仰卧在地板上，开始做下一次动作。

● 推荐训练量

这个动作比较难掌握，所以，初学者只需做3~5次即可。

● 注意事项

这是一个训练爆发力的动作，可以达到常规仰卧起坐所达不到的锻炼效果，由于要从卧姿转为站姿，对核心区的刺激强度更大。

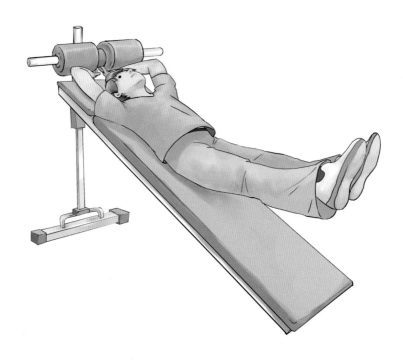

下斜仰卧举腿

罗马凳仰卧起坐

● **操作方法**

仰卧在罗马凳上，双手抱在胸前，上半身缓慢后仰，直到身体与地面平行。然后，用腹肌的力量使上半身返回与地面垂直的位置。

● **推荐训练量**

初学者可以不负重，做3组10次。然后可以在胸前抱哑铃，逐步增加重量，每组做6~10次。

● **注意事项**

这是一个复合训练动作，因为在动作过程中，需要强烈地收紧腹肌来保持身体的稳定性。

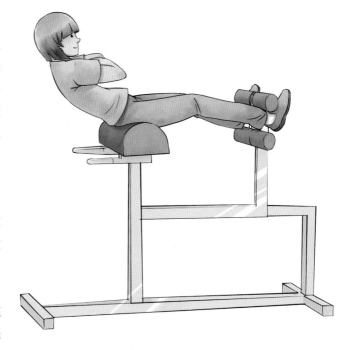

罗马凳仰卧起坐

杠铃滚动

● **操作方法**

把杠铃放在地板上，可以使用10kg的杠铃片。俯身，掌心朝下握住杠铃杆，握距与肩同宽。把杠铃朝前滚动，直到身体充分伸展，几乎与地面平行。随后，返回起始位置。

● **推荐训练量**

不建议初学者做这个动作，因为初学者对杠铃与自身的协调不好掌握。但是，如果你能做几次，也可以做3组。

● **注意事项**

若男性进行这组运动锻炼腹肌，杠铃片可增加至20kg。

健身球登山

● **操作方法**

前臂支撑在健身球上，身体呈俯卧支撑姿势，双脚并拢。随后，把一侧膝关节上抬到尽可能高的位置，保持肩部、头部、膝关节和踝关节呈一条直线。让膝关节尽量靠近胸部，用肩膀稳定躯干。

● **推荐训练量**

刚开始每侧做3组10次，熟练后再增加训练量。

● **注意事项**

做这个动作的时候，需要强烈收紧核心区的肌肉群，以便保持身体的稳定性，达到全身运动的效果。

常做伸腿收腹操，
强身又通便

伸腿收腹操能够逐渐增强腹部肌肉的控制力、柔韧度和协调能力，不仅能使胃肠道活跃，起到通便排毒的功效，还能塑造出结实优美的腰腹部肌肉曲线。

弓步压腿动作

● 操作方法

◎ 站立，两脚打开，与肩同宽。双膝稍稍弯曲，手肘与臀部成90°弯曲。

◎ 右脚弓步向前，上半身和手臂转向身体右侧。回复上半身直立的姿势，然后左脚弓步向前。

● 动作频率

◎ 左右脚各做16次。

跳跃动作

● 操作方法

◎ 站立，双脚打开，与肩同宽，双膝稍稍弯曲，双手叉腰。左脚向前踏出，举起右膝盖至臀部的高度。

◎ 然后，用左脚向上跳跃，落地时，两脚并拢。

● 动作频率

◎ 左右脚各做16次。

掷球动作

● 操作方法

◎ 站立，双脚打开，与肩部同宽，右胳膊肘弯曲地位于耳朵边，左臂向外张开，位于肩膀的位置。

◎ 用右腿带出弓步向右边，同时向右边摇摆上半身。

◎ 回复右脚站立的姿势，身体转向左

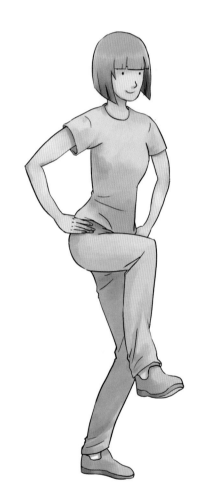

跳跃动作

边，向对角线方向伸展右臂(好像在掷球)。

● 动作频率

◎ 每个方向做16次。

掷铁饼动作

● 操作方法

◎ 站立，双脚打开，与肩同宽，双臂在身体两侧打开，处于肩膀的水平高度。

◎ 右脚带出右弓步，再旋转上半身向右边。

◎ 很快地把重心移至左腿，屈膝，用左脚跳起，身体转向左边。同时，右臂从胸前带出(好像在掷铁饼)。

● 动作频率

◎ 重复10次，换边，再做10次。

弓步伸展动作

● 操作方法

◎ 站立，双脚打开，与肩同宽，双膝微微弯曲，手臂放在身体两侧。

◎ 用左腿带出弓步，两膝都弯曲成90°，两臂举在头顶的正上方。

◎ 突然收回左腿，回复初始姿势。

● 动作频率

◎ 做 8 次，换腿，重复。

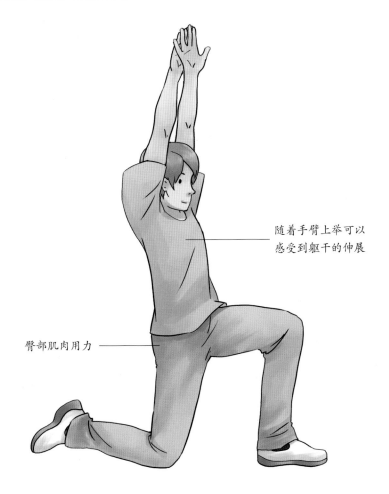

随着手臂上举可以感受到躯干的伸展

臀部肌肉用力

弓步伸展动作

勤练腹式呼吸，让肠道放轻松

我国古代医家早就认识到腹式呼吸有祛病延年的，并创造了"吐纳""龟息""气沉丹田""胎息"等健身方法。瑜伽也采用腹式呼吸，而且已被越来越多的专家认可是一种健康的呼吸方法。它是以横膈升降的力量来吸气和吐气，也就是用丹田（脐下1.5寸）进行呼吸。此种呼吸方式可促进胃肠运动，缓解轻度便秘。另外，还能消除小腹多余脂肪，使腹部更加平坦。

具体方法

平卧或端坐，全身放松，意念集中在丹田，尽量排除杂念。用鼻子吸气，慢慢地吸，意想所吸之气到达丹田，让小腹慢慢地鼓起来。吸满气后，腹部慢慢收缩，由口慢慢呼气，细细长长均匀呼出，感觉小腹紧贴于后腰背，将气体完全呼出。

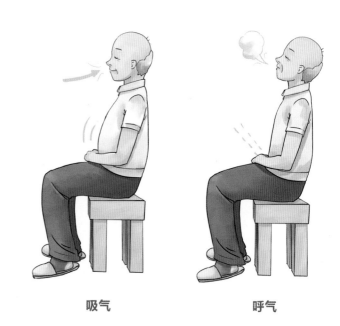

吸气　　　　　　呼气

呼吸频率

开始时，可能会快些，每分钟10次左右。以后逐渐减少到每分钟4～5次，每天早晚各做一次，每次5分钟。

注意事项

尽量保证胸部不动。吸满气，不要憋气，随之将气体顺畅呼出。全身放松，尤其是肩关节。小腹向外推时，不需要刻意让小腹突出，而是用气息向外推送。练习腹式呼吸要保持一个平静的心态，这样练起来才会达到最好的效果。如果心情不好，没有耐心，呼吸会很不匀称，练习就达不到满意的效果。

模仿动物运动，
让肠道充满活力

华佗的五禽戏能够强身健体，而其主要招式是模仿虎、鹿、熊、猿、鸟等五种动物的动作。现代也有根据动物形态来锻炼胃肠道的运动。下面介绍8个动物式运动，动作超萌超有趣，在快乐中让肠道充满活力。

猫式伸展

◎ 四肢着地跪姿，双膝微微分开，头部摆正，颈部与肩背平行；臀部收紧，大腿绷直，与地面保持垂直；双臂伸直撑在肩膀正下方，与地面垂直，手指指向身体前方。

◎ 吸气，慢慢地将骨盆翘高，腰部向下压，使背部脊柱呈像猫一样向下弯曲的弧线；头部慢慢抬起，注视斜上方，不要过分把头抬高，保持3~5次呼吸的时间。

◎ 呼气，腹部收紧，慢慢将背部向上拱起，带动脸转向下方，注视大腿的位置，感受背部的伸展，保持3~5次呼吸的时间。

◎ 配合呼吸，重复练习5~8次。

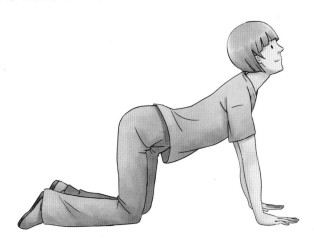

猫式伸展

猴式伏地挺身

◎ 双脚张开略宽于肩膀，抬头挺胸，一面吸气一面弯曲两边的股关节和膝关节。

◎ 蹲下，膝关节和脚尖方向一致，大腿平行于地面，双手放在双腿内侧，紧贴地面，仿佛推开地面一样。

◎ 双腿向后伸展，弯曲肘部，双手双脚支撑起身体。

◎ 动作重复10~12次。

昆虫爬行

◎ 站立，双腿双脚靠拢，双臂自然垂下。

◎ 以髋关节为轴点，上身向下弯曲，双手触地并尽可能地向前，远离脚的方向。

◎ 双手朝前滑行，双脚则向后滑行，用手掌和脚尖支撑起整个身体。此时，要保持背部是挺直的。

◎ 动作重复 10 ~ 12 次。

蟹式跃进

◎ 抱膝坐下，左腿保持弯曲，右腿向前伸直。

◎ 上身向后仰，用右手撑起身体，右臂伸直，左手放在脖子后面，右臂弯曲，左手抱头，右腿屈膝，右大腿尽可能地靠向胸部，将右小腿靠近左腿的膝关节，臀部尽可能地靠向地面。

◎ 动作重复10 ~ 12次。

蛙式跳跃

◎ 站立，打开双脚，两脚距离略宽于肩膀，脚尖方向朝外 45° 左右。

◎ 蹲下，仿佛坐在椅上，双手抱拳放在胸前，肩部放松，保持腹部紧实。

◎ 身体像青蛙一样跃起，用脚尖支撑起身体，双手抱拳放在胸前，保持 3 秒。

◎ 动作重复 15 次。

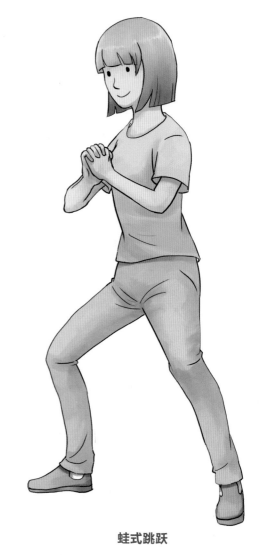

蛙式跳跃

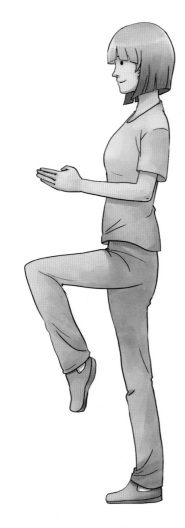

鸟式伸展

◎ 双脚并拢站立，挺胸收腹。

◎ 左腿屈膝向上抬，双手合十于腹部前面，重心放在右腿。

◎ 右腿微微屈膝，左腿向后伸直，右手紧贴右大腿，左臂垂直地面。此时，头部、背部、左腿在一条直线上。

◎ 动作完成以后，换腿做，重复10～12次。

蝴蝶式张开

◎ 坐在地上，让两个脚心相对，保持上体直立。

◎ 让双手十指交叉放在脚趾的前方，尽可能地让脚跟往会阴的地方内收。

◎ 将你的身体尽可能地向上立起来，然后将你的双手手掌放置双膝的上方。随着你的匀速呼吸慢慢地压动双膝，保持这个动作30～60秒。

◎ 吸气，将双膝内收，双手抱住小腿前侧，放松一下背部。

◎ 动作重复8～10次。

鸟式伸展

眼镜蛇仰望

◎ 俯卧，双腿伸直并拢，前额触地或侧脸贴地，两臂自然垂于身体两侧。

◎ 双手移至胸前，掌心向下平放于地面。吸气时以手撑地，同时依次缓慢抬起头部、胸部、腰部和骶部。注意抬起时应先依靠背部肌肉力量，再用手部支撑力量继续抬高。使肚脐尽量接近地面，眼睛注视前方，保持均匀呼吸。

◎ 呼气，依次缓慢放下骶部、腰部、胸部、头部。保持侧脸贴地，身体平直放松。动作重复10～12次。

瑜伽五式，
调理肠胃更轻松

瑜伽体位法大多围绕腰、腹进行，有挤压脏腑、排除毒素、理顺肠胃的作用，还能帮助纤腰收腹。

脊柱转动式

◎ 站姿，吸气，双手在体前合十，肘部抬高，双手小臂成平行于地面的一条直线，肩膀放平。

◎ 呼气，双手合十不动，屈膝，臀部向后坐，背部伸直朝前倾，至腹部贴近大腿后，保持呼吸。

◎ 保持身体的平衡，身体右转，左手肘抵住右膝，目视地面，呼吸时用大腿去感觉腹部的起伏。

◎ 再次吸气，身体向右上方转动，双肩保持平行，尽量与地面垂直，停留2~3次呼吸的时间。再将身体还原至正前方，向左边转动身体，给脊柱以反方向的扭转。

前屈伸展式

◎ 坐姿，脊柱自然伸展，两脚两腿并拢向前伸直，两手自然放在身体两侧或在大腿上。

◎ 吸气，两臂向前伸直，两手并拢两肩向后收，拇指相扣，掌心向下。将两臂高举过头部，紧贴双耳，微微向后略仰使整个脊柱向上延展。

◎ 呼气，由腹部开始向前向下贴近大腿上侧，两手抓住两脚脚趾，保持顺畅呼吸，注意力集中在腹部。

◎ 吸气，由后背开始，带起整个上身。呼气，回到起始坐势。放松 10 ~ 20 秒的时间。

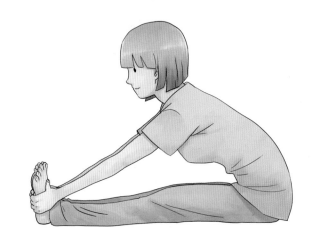

前屈伸展式

侧腰伸展式

◎　莲花坐或简易莲花坐，脊柱保持自然挺展，双手合十胸前成起始式。

◎　吸气，将合十的手掌高举过头，呼气，向两侧平展手臂。

◎　再吸气，保持臀部不要离地，将一侧手臂高举，另一侧手臂弯曲轻扶地面。身体向扶地一侧手臂方向弯曲。眼睛看向手掌根或通过上臂看向天花板方向。

三角式

◎　站立，吸气，双脚打开两个肩宽，左脚尖朝向左侧，右脚朝前，身体保持挺直；呼吸，双手抬起，与肩平行，保持一次呼吸的时间。

◎　吸气，身体向左侧弯曲，左手握住左脚踝；右臂上举，指尖朝上。

◎　头部转向上方，眼睛注视右手指尖，呼气时右手向上拉伸，保持 3~5 次呼吸的时间，感受到侧腰和腿部的拉伸。

◎　吸气时恢复到开始的姿势，换方向练习。

坐姿平衡伸展式

◎　坐姿，两腿并拢向身体方向收回，两手抓两脚脚踝。

◎　吸气，以尾骨做支撑，两手抓脚踝将两腿抬离地面，呼气试着将双膝蹬展，保持身体平衡，均匀呼吸。

◎　吸气，左手抓住右脚踝或小腿外侧。另一侧腿保持蹬直并始终抬离地面。

◎　呼气，右手带动右臂平举，使整个脊柱向后拧转，眼睛平视右手手臂，保持身体平衡，均匀呼吸。

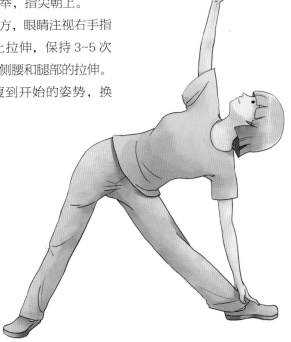

三角式

清肠涤胃，按摩有奇效

常用的
按摩手法

肠道健康在传统医学养生中有着至关重要的地位，如何保证肠道健康，影响着人们的健康水平。当肠道受到侵害时不会说话，只能发出"无声的抗议"，通过肠道硬度、皮肤温度或水肿、鼓胀、便秘、腹泻、皮肤问题等不适症状表现出来。而点穴按摩能改善这种"无声的抗议"。

点穴按摩，对于消化不良、腹胀、腹痛、胸闷不畅及胃肠道功能紊乱等症状，具有良好的改善作用。下面针对便秘和腹泻分别列举穴位按摩方法，详细讲解穴位定位、操作方法以及通便或止泻原理。每天抽出一点时间，按一按，清肠涤胃，还你一身轻松。

改善便秘的
点穴按摩法

按压合谷穴

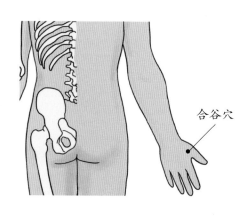

合谷穴

【穴位定位】合谷穴位于手背，第1、第2掌骨间，当第2掌骨桡侧的中点处。

【操作方法】右手握住左手，右手的拇指屈曲垂直按在合谷穴上，做一紧一松地按压，频率约为每2秒1次。以出现酸、麻、胀，甚至有窜到示指端和肘部以上的感觉为宜。

【通便原理】合谷穴是全身四大保健穴之一，也是清热止痛的良穴，可以有效缓解因便秘造成的头晕、食欲减退、情绪烦躁、黄褐斑、痤疮和腹痛等症。

点按劳宫穴

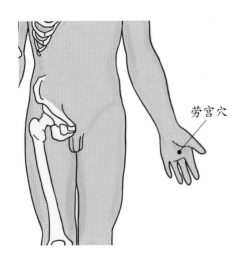

劳宫穴

【穴位定位】劳宫穴位于手掌心，当第2、第3掌骨之间偏于第3掌骨，握拳屈指时，位于中指指尖处。

【操作方法】将一手的拇指指腹放在另一只手的劳宫穴上，其余四指握住手背，五指相对用力，点按劳宫穴。左右手交叉进行，每穴各操作5分钟，每天2~3次。

【通便原理】从手全息反射区上看，劳宫穴的位置在手心这一块，正是肠胃反射区所在位置。按摩劳宫穴时，根据全息反射理论，肠胃会根据反射区所受到的刺激而不断加强蠕动，促进排便。

轻揉中府穴

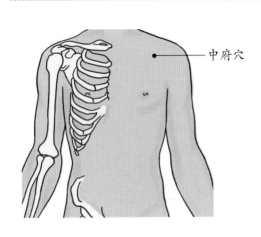

中府穴

【穴位定位】中府穴位于胸部，横平第1肋间隙，锁骨下窝外侧，前正中线旁开6寸。

【操作方法】将示指和中指并拢，用指腹轻揉中府穴，以稍有酸痛感为佳，每次1~2分钟即可。

【通便原理】中府穴为脾肺之气汇聚之处，按摩此穴能提升脾气，提高消化功能，缓解便秘。

按压大肠俞穴

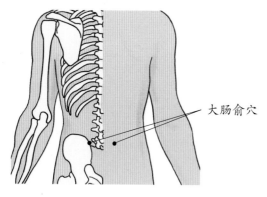

大肠俞穴

【穴位定位】大肠俞穴位于腰部，当第4腰椎棘突下，旁开1.5寸。

【操作方法】将拇指屈曲垂直按在大肠俞穴上，做一紧一松地按压，频率约为每2秒1次，按压1～3分钟。

【通便原理】大肠俞穴具有理气降逆、调和肠胃的功效。按摩此穴能刺激胃肠蠕动，有助缓解消化不良引起的便秘。

点按支沟穴

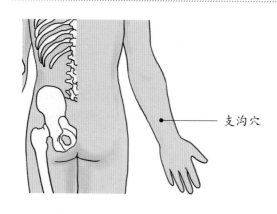

支沟穴

【穴位定位】支沟穴位于前臂背侧，当阳池与肘尖的连线上，腕背横纹上3寸，尺骨与桡骨之间。

【操作方法】取坐位，拇指按于支沟穴上，其余四指拖住手背，点按1～3分钟。

【通便原理】支沟穴是治疗便秘的特效穴位，刺激此穴可通调腑气，增强机体的排毒功能，缓解便秘症状。

指捏曲池穴

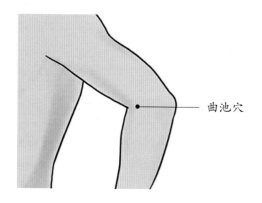

曲池穴

【穴位定位】曲池穴位于肘横纹外侧端，屈肘，当尺泽穴与肱骨外上髁连线中点。

【操作方法】用一手示指按压在曲池穴上，拇指托住与曲池穴相对的少海穴上，拇、示指同时用力捏捻50下。

【通便原理】曲池穴为大肠经合穴，对胃肠积热型便秘有很好的缓解效果。

掌摩气海穴

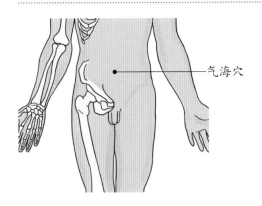

气海穴

【穴位定位】气海穴位于下腹部，前正中线上，当脐中下1.5寸。

【操作方法】以掌心紧贴于气海穴，按顺时针方向分小圈、中圈、大圈摩气海穴，按摩100～200次。

【通便原理】气海穴是元气升降开合的枢纽，是储存元气的重要部位。因此，如果出现腹部胀满、消化不良、大便不通等症状时，掌摩气海穴便可改善。

按揉上巨虚穴

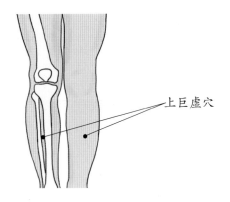

上巨虚穴

【穴位定位】上巨虚穴位于人体小腿前外侧，当犊鼻下6寸，距胫骨前缘一横指。

【操作方法】用拇指指腹按揉上巨虚穴，按摩1～3分钟，以局部酸胀感并且腰部微微发热为度。

【通便原理】上巨虚穴属于足阳明胃经，是大肠的下合穴，按摩此穴可调节肠胃，缓解便秘。

按揉三阴交穴

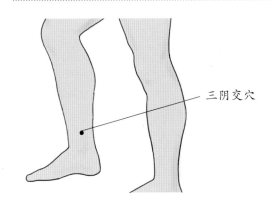

三阴交穴

【穴位定位】三阴交穴位于小腿内侧，当足内踝尖上3寸，胫骨内侧缘后方。

【操作方法】用一只手握住足外踝，大拇指屈曲垂直按在三阴交穴上，有节奏地按揉，按摩1～3分钟。

【通便原理】三阴交穴是滋阴润燥的要穴，经常按摩此穴能预防便秘。

掐按内庭穴

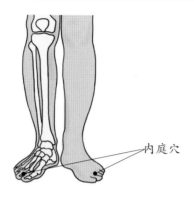

内庭穴

【穴位定位】内庭穴位于足背当第2、第3跖骨结合部前方凹陷处。

【操作方法】用拇指指尖掐按内庭穴，或用火柴头点压80～100下，每天按摩以1～2次为宜。

【通便原理】内庭穴属足阳明胃经，能清胃泻火、理气止痛，对改善因体内郁热所引起的便秘、口臭有很好的治疗效果。

推搓涌泉穴

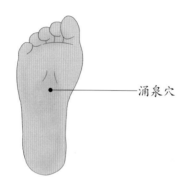

涌泉穴

【穴位定位】涌泉穴位于足底部，蜷足时足前部凹陷处，约当足底第2、第3趾趾缝纹头端与足跟连线的前1/3与后2/3交点上。

【操作方法】取仰卧位，用拇指从足跟向涌泉穴做前后反复的推搓。或用手掌轻缓地拍打，以足底部有热感为宜，按摩3分钟。

【通便原理】刺激涌泉穴能通过经络的传递作用通调大便。

按揉膻中穴

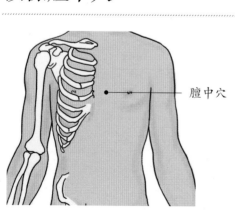

膻中穴

【穴位定位】膻中穴位于前正中线上，两乳头连线的中点。

【操作方法】拇指或由手掌大鱼际部先顺时针后逆时针方向各按揉20次。

【通便原理】膻中穴是心包募穴、气会穴，刺激该穴可调节神经功能，松弛平滑肌，调节消化系统功能，改善便秘。

改善腹泻的点穴按摩法

掌摩神阙穴

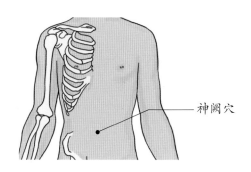

神阙穴

【穴位定位】神阙穴位于腹部前正中线上，当脐中。

【操作方法】取坐位或仰卧位，将手掌覆在神阙穴上，先用右手顺时针稍用力摩100次，再用左手逆时针摩100次，以皮肤透热为度。

【止泻原理】刺激神阙穴对受凉引起的腹痛、腹泻有改善作用。

震颤关元穴

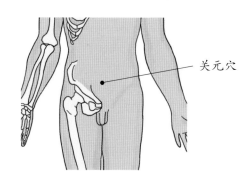

关元穴

【穴位定位】关元穴位于下腹部，前正中线上，当脐中下3寸。

【操作方法】取仰卧位，将双手交叉重叠置于关元穴上，稍加压力，然后交叉之手快速、小幅度地上下推动，以局部有酸胀感为宜，按摩1~3分钟。

【止泻原理】关元穴具有温肾壮阳之功，可改善脾肾阳虚所致的腹泻。

横擦脾俞穴

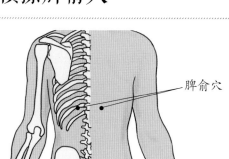

脾俞穴

【穴位定位】脾俞穴位于背部，第11胸椎棘突下，旁开1.5寸。

【操作方法】以掌擦法横擦脾俞穴30~50次，以皮肤透热为度。

【止泻原理】脾俞穴为脾的背俞穴，刺激此穴能提升脾阳，帮助运化水谷精微，缓解慢性泄泻。

按压天枢穴

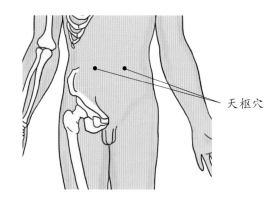

天枢穴

【穴位定位】天枢穴位于腹部，横平脐中，前正中线旁开2寸。

【操作方法】取坐位或仰卧位，用示指和中指的指端，慢慢深压住肚脐左右两边的天枢穴，约按压10分钟后，再慢慢抬起按压的手指。

【止泻原理】天枢穴属于足阳明胃经，又是手阳明大肠经募穴，为升清降浊之枢纽。刺激天枢穴对胃肠有明显的双向调节作用，既能止泻，也能通便。

按压鱼际穴

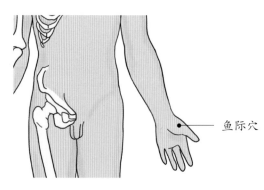

鱼际穴

【穴位定位】鱼际穴位于第1掌骨中点桡侧，赤白肉际处。

【操作方法】用双手拇指指腹按压鱼际穴并做环状运动，以皮肤发红为度。每次3分钟，每日2次。

【止泻原理】按摩鱼际穴可以活跃胃肠功能，缓解消化器官不适，对治疗腹泻有良好的效果。

按捏内关穴

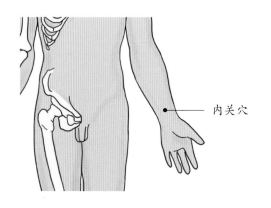

内关穴

【穴位定位】内关穴位于前臂掌侧，当曲泽与大陵的连线上，腕横纹上2寸，掌长肌腱与桡侧腕屈肌腱之间。

【操作方法】用一手拇指指尖按压在另一手内关穴上，示指压在同侧外关穴上，按捏10~15分钟，每日2~3次。

【止泻原理】内关穴对消化系统、内分泌系统等都具有良性调节作用。

按揉尺泽穴

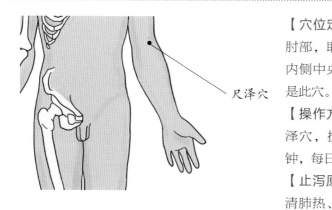

尺泽穴

【穴位定位】尺泽穴位于人体的手臂肘部，取穴时先将手臂上举，在手臂内侧中央处有"粗腱"，腱的外侧即是此穴。

【操作方法】用双手拇指指腹按揉尺泽穴，按揉力道由轻到重，每次3分钟，每日2次。

【止泻原理】尺泽穴是肺经合穴，可清肺热、滋肺阴，达到降火的目的。按揉此穴可去热邪，治疗急性呕吐、泄泻等症。

按压足三里穴

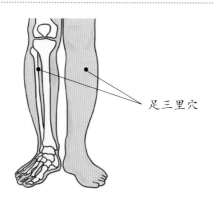

足三里穴

【穴位定位】足三里穴位于小腿外侧，犊鼻下3寸，距胫骨前缘一横指。

【操作方法】搓热掌心，将掌心贴近足三里穴。一按一松，频率由慢到快，直到有发热的感觉，按摩1～3分钟。

【止泻原理】足三里穴是人体的强壮穴，按摩此穴对胃肠有非常好的养生保健作用，能改善腹痛、腹泻、消化不良等问题。

叩击委中穴

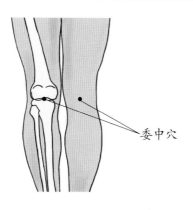

委中穴

【穴位定位】委中穴位于人体的腘横纹中点，当股二头肌腱与半腱肌肌腱的中间。

【操作方法】取俯卧位，双手握空心拳，用拳背有节奏地叩击委中穴，连做20～40次。

【止泻原理】按摩委中穴可以治疗急性胃肠炎，缓解腹泻。

缓解便秘的
特效按摩方法

汉代王充在《论衡》一书中写道："欲得长生，肠中常清；欲得不死，肠中无滓。"就是讲求每日通行大便，或多通大便，以求健康长寿。大家一起动动手，学一学缓解便秘的特效方法，为自己和家人改善便秘学一门手艺。

揉腹

● **操作方法**

◎ 取坐位，五指并拢，双手以各自掌根附于同侧的腰骶部，适当用力自上而下地推擦30～50次，至腰骶部发热。

◎ 取仰卧位，两手分别放在同侧的腹外侧，以掌根从季肋向下推至腹股沟，反复做30～50次。

◎ 将右手掌心重叠在左手背上，左手掌心放于肚脐旁，适当用力，绕脐作顺时针圆形摩动30～50圈。

◎ 用右手掌心重叠于左手背，左手掌心紧贴于下腹部，适当用力做顺时针圆形摩动30～50圈，以皮肤发热为佳。

◎ 用拇指与其余四指用力对合，边拿边捏腹部肌肉30～50次，双手可同时进行。

● **注意事项**

以上的自我按摩法能调理肠胃，锻炼腹肌张力，增强体质，尤其适用于慢性便秘的人。但必须坚持早晚各按摩一遍，手法应轻快、灵活。

耳部按摩

● **操作方法**

◎ 找到双耳的耳甲腔与对耳轮两者之间的区域（该区域有脾、胃的反射点）和便秘点。

◎ 用示指指腹来回推擦双侧的脾、胃反射区，直至两侧发热为止。

◎ 用拇指和示指指腹捏按便秘点，直至皮肤发热为度。

● **注意事项**

采用该种手法操作3分钟左右能收到很好的健脾益胃效果。在用指腹推擦时力度要适中，万不可使用蛮力，以免引起皮肤破损，造成不必要的伤害。

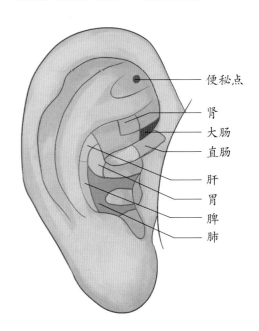

便秘点
肾
大肠
直肠
肝
胃
脾
肺

耳部反射区

手部按摩

● 操作方法

◎ 对掌，用右手掌心搓热左手掌心，先顺时针转36圈，再逆时针转24圈，然后用右手掌面搓左手手背，先顺时针36圈，再逆时针24圈。

◎ 用右手拇指指腹按摩左手的示指、中指及环指的指节，每个指节先顺时针转36圈，再逆时针转24圈，然后再点压3次。

◎ 最后双掌对搓，搓热后再搓背面。

● 注意事项

按摩时要用一定力度，但千万不能使用蛮力，要适中，以免出现疼痛，影响情绪。

足底按摩

● 操作方法

◎ 取仰卧位，双脚呈自然放松状态，依次用指推法推左右脚上的肾上腺、输尿管、膀胱反射区，反复50次。

◎ 接着，用拇指指腹点按胃和小肠的的反射区，加强刺激，点按50~100次。

◎ 接着点按右脚升结肠、降结肠反射区，点按50~100次。

◎ 按揉刺激左脚横结肠、降结肠、乙状结肠、直肠和肛门反射区，按揉1分钟。

● 注意事项

按摩时要把握好力度、深度和频率来刺激以上反射区，可依据"升—横—降"的顺序按摩4~5次。

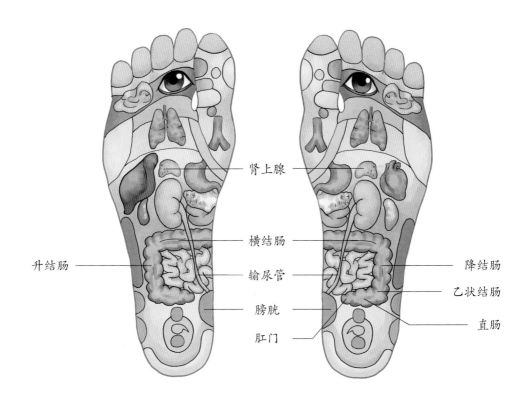

肾上腺

横结肠

升结肠　　　输尿管　　　降结肠

膀胱　　　乙状结肠

肛门　　　直肠

足底反射区

缓解腹泻的特效按摩方法

腹泻是一种常见的消化系统病症，在我们的日常生活中，偶尔出现一两次拉肚子的情况那都属正常，但会间接地给我们的生活和工作带来不便。利用以下特效按摩方法缓解腹泻，简便易行且效果较好。

揉腹

● 操作方法

◎ 取俯卧位，双腿弯曲，将一手掌放在肚脐正上方，用拇指以外的四指指向腹部。

◎ 从右到左沿着结肠走向按摩，当按摩至左下腹的时候，应该适当加强指的压力。

● 注意事项

此按摩法每次按摩10分钟左右。揉腹前应该排空小便，不适合在过饱或者过饥的情况下进行。

捏脊

● 操作方法

◎ 取俯卧位，用双手的中指、环指和小指握成半拳状，示指半屈，拇指伸直对准示指前半段，然后顶住患者尾椎部的皮肤。

◎ 拇指和示指前移，提起皮肉，自尾椎两旁双手交替向前推动至大椎穴两旁，算作捏脊一次。

● 注意事项

捏脊过程中，每捏3次提一下，称"三捏一提"；每捏5次提一下，称"五捏一提"，也有单捏不提者。论刺激强度，"三捏一提"最强，单捏不提最弱。如果腹泻者为儿童，应该单捏不提；若腹泻者为成年人，就可以根据其承受能力选择"三捏一提"或"五捏一提"来增强按摩效力。

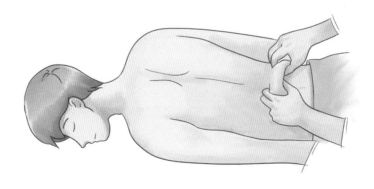

捏脊

缓泻按摩操

● 操作方法

◎ 平躺于地面，双手掌心向上，双目向上看向天花板。

◎ 双手的手背相对，指尖朝下，顶住腹部。深吸一口气，指尖压住腹部2分钟。

◎ 再将手掌平放在腹部，逆时针方向按摩36次。

● 注意事项

用指尖顶住腹部，注意不要顶住胃。若平躺感觉不舒服，双膝可以略微弯曲。

足底按摩

● 操作方法

◎ 取仰卧位，双脚呈自然放松状态，找到肛门反射区，按揉1～3分钟。

◎ 用拇指指腹推降结肠反射区，按摩方向要由上往下按摩，推1～3分钟。

◎ 用示指中节偏桡侧面由近端向远端压刮，按摩手要用力压入脚掌，压刮时用力要均匀并逐次加重，压刮1分钟。

◎ 用拇指指腹推升结肠反射区，按摩方向要由下往上按摩，推1～3分钟。

● 注意事项

此法需坚持天天做，腹泻治愈后也应坚持每周做1～2次，以巩固疗效。另外按摩后半小时内，必须喝开水500mL以上。严重肾病患者，则不能超过150mL。妇女月经期和妊娠期间不宜做此按摩。

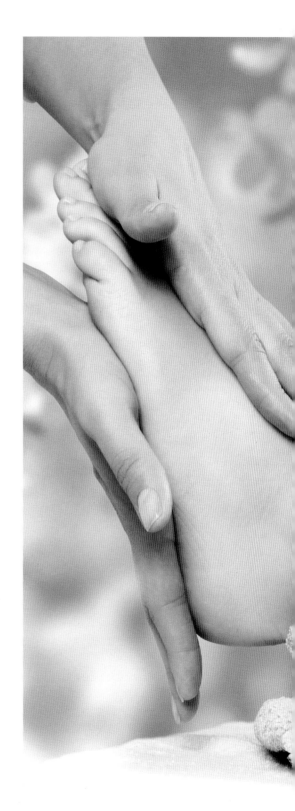

立竿见影，缓解急症的小技巧

腹胀

腹胀，即腹部胀大或胀满不适，是一种常见的消化系统症状。腹胀可以是一种主观上的感觉，感到腹部的一部分或全腹部胀满，通常伴有相关的症状，如呕吐、腹泻、嗳气等；也可以是一种客观上的检查所见，发现腹部一部分或全腹部膨隆。

影响呼吸

腹腔胀气，横膈升高，胸腔变小，肺呼吸功能受到限制，可引起呼吸困难。

毒素吸收

肠腔内潴留的食糜在细菌的作用下发酵腐败，产毒产气，被机体吸收，加重病情。

腹胀的危害

水、电解质失衡

严重腹胀，肠腔内容物潴留，肠壁受到压迫，不仅影响肠内容物的吸收，还使肠壁血浆渗入肠腔，引起水、电解质失去平衡。

影响血液循环

腹部胀气，横膈上提，腹腔内压升高，下腔静脉回流受阻，因回心血量减少，影响心脏射血。肠腔胀气，肠内压升高，影响肠壁血液循环。

经相关检查已排除其他疾病的情况下，为缓解腹胀带来的不适症状，防止腹胀进一步危害身心健康，下面推荐4种能有效缓解腹胀的方法，供大家选用。

肛周挤压

● 操作方法

用手指触摸肛周，手指能感知肛门内干结的大便，然后用手指轻轻地挤压肛门内干结的大便，很快便意会再次出现。挤压时，主要用拇指、示指、中指适当散开向肛门中心轴挤压，环指和小指相协调，使肛门内干结的大便与肛门不能偏离太大的距离，以挤压时不感觉难受为止。通过挤压，便意会再次出现，很可能通过此次便意，就能促使干结的大便排出。

● **注意事项**

肛周挤压法的科学理论基础可靠，可缓解因便秘所致的腹胀。而且易于操作，利于大众健康，提高生活质量，值得参考应用和普及。

肠道按摩

● **操作方法**

◎ 取坐姿，然后合拢双脚，慢慢地呼吸，同时将身体往左右两边扭转 3 ~ 4 次。

◎ 打开双脚，将双手手指用力按压在"丹田"上（气海穴所在，肚脐下 1.5 寸处）。

◎ 保持这个姿势，然后一边吐气，一边用力将上半身往前倾，直到手腕碰到大腿为止，再确认手指是否深深嵌入肌肉里。

◎ 将嵌在肌肉里的双手手指，慢慢在丹田上向左绕行按摩3次。

● **注意事项**

要将双手手指嵌入肌肉里，等按压完"丹田"后，就直接按摩双手手指所在的地方，并左右来回地重复按摩。肚子左边有大肠里最容易囤积大便的结肠下半部，右边则有大肠上半部的升结肠，两者都正好位于骨盆上面稍硬的地方，所以按摩时千万别太勉强，应视状况调整力度。即使只是轻轻地按摩，同样能达到不错的效果。

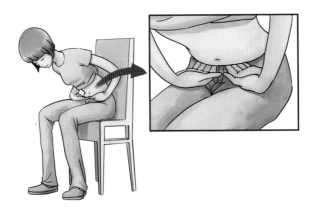

肠道按摩

敲仙骨

● 操作方法

◎ 取站姿，然后用力将上半身往前倾，再保持10秒不动。

◎ 用单手握空心拳从仙骨（在腰椎和尾骨之间）所在部位敲打至臀部，大约敲打10次。

◎ 保持10秒不动，最后再直起身来。

◎ 重复3次这样的动作。

● 注意事项

仙骨位于腰椎和尾骨之间，也是构成骨盆之一的重要骨骼，只要敲打这一带，就能刺激大肠下半部，促进排便顺畅。此外，还有助于排出累积在肠道内的废气，改善腹部的肿胀感。但千万别为了给大肠更强烈的刺激而过度用力敲打。如果觉得呼吸开始变得不顺畅，也千万别勉强自己，应立刻回复原来的姿势之后再继续。

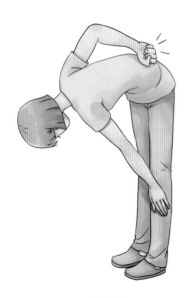

敲仙骨

抱膝

● 操作方法

◎ 取仰卧位，双腿并拢伸直，感觉身体重量均匀地分布在头颈部、腰背部、臀部、腿部。

◎ 吸气，双腿屈膝，脚掌向下踩地，双手掌心朝下，肩膀微微打开，扩张胸部。

◎ 吸气，双膝弯曲抬高，臀部不要离地，双手抱住双膝，至小腿与地面平行后停留，头颈部放松落于地面，不要抬起。自然呼吸。

◎ 吸气时，双手帮助膝关节贴近前胸，大腿紧贴腹部。保持深长均匀地呼吸，每次呼气时，放松脊柱，感觉后背部平坦顺延。每次吸气时，都将双膝往胸前压近一点。保持8～10次呼吸时间后还原。

● 注意事项

每天重复此动作10～30次，可以有效地帮助排气，防止胃中的气体堆积。平时每晚睡前都可以做1组来保护肠胃。每个人的韧度有限，不要勉强将大腿贴近腹部，以免拉伤肌肉韧带。

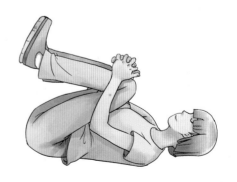

抱膝

腹痛

日常生活中，"肚子痛"是一件很平常的事情，正因为如此，很多人对其视而不见。但是，腹痛一症，牵涉的范围很广，肝、胆、脾、肾、大小肠、膀胱、子宫等脏腑器官均居腹内。就传统医学理论而言，手三阴经、足三阴经、足少阳胆经、冲脉、任脉、带脉等，亦循行腹部。上述脏腑、经络因外感、内伤所致气机郁滞，导致气血运行受阻，或气血虚少，失其濡养，皆可发生腹痛。

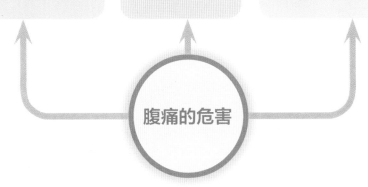

腹痛产生后首先出现情绪反应，如神情紧张、表情痛苦、呻吟，辗转不安。同时，会引起机体自主神经系统功能紊乱，表现为交感神经功能活动加强，呼吸加快，心跳加速，胃肠运动增加，面色难看，四肢发凉，出冷汗等。

机体的代谢加强，内分泌活动亢进。如肾上腺素、肾上腺皮质激素、抗利尿激素、胰岛素等分泌增多，临床可出现高血压、高血糖、基础代谢值增加。

严重而持久的腹痛可使血管活动中枢由兴奋转入高度抑制。由于血管活动中枢受抑制，全身毛细血管张力降低，毛细血管扩张，血管内产生大量淤血，致使回心血量减少，心排血量降低，血压下降，组织缺氧终导致疼痛性休克发生。

腹痛的危害

腹痛病因复杂，病情变化多端，要在短时间内明确诊断实属不易。所以，寻找能暂缓腹痛的方法，在患者就医之前减轻疼痛，也是可取的。

卧床休息

● 操作方法

取俯卧位可使腹痛缓解，也可双手适当压迫腹部使腹痛缓解，或身体侧卧，双腿环屈，寻找可能缓解腹痛的体位。

● 注意事项

一旦发生腹痛，特别是较剧烈的腹痛，应立即停止手头的工作、体育运动等。采取卧床休息的方式可减少体力消耗，也有利于稳定病人情绪。腹痛缓解后要及时找出原因，对症治疗。

野菊花饼外敷

● 操作方法

取野菊花茎叶适量，冷饭适量，一起捣烂成饼状，外敷于肚脐神阙穴，至疼痛缓解为止。

● 注意事项

野菊花别名野黄菊花、苦薏、山菊花、甘菊花，具有抗菌、消炎、降压等作用。《本草纲目》上用的是根、叶、茎、花的全草，现在药房中花和茎叶是分开使用的。其茎叶功效与花相似，外敷于脐周，适用于热性腹痛。

艾叶热敷

● 操作方法

艾叶适量，用醋炒热，布包敷于神阙穴及痛处，布包变凉应及时更换，热敷至疼痛缓解为止。

● 注意事项

艾草苦燥辛散，能理气血、温经脉、逐寒湿、止冷痛，可用于治疗脘腹冷痛。另外，艾叶炒炭止血，可治虚寒性月经过多、崩漏带下、妊娠胎漏，如胶艾汤。本品捣绒，制成艾条、艾炷，外灸能散寒止痛，温煦气血；煎汤外洗可治湿疹疥癣，祛湿止痒。

热水袋敷

● 操作方法

热水袋内灌入1/2～2/3的热水，斜放水袋将气排出，然后拧紧塞子，用布擦干水袋表面的水，倒提起来抖动。检查无漏水后，用布或毛巾包裹好，放在肚脐上。

● 注意事项

热敷能使肌肉松弛，血管扩张，促进血液循环。同时，热敷还有助于消炎、消肿和加速组织再生。局部的热敷能缓解疼痛。所以，热敷常常用于消化不良而出现的腹痛、腹胀等。使用中应注意水温不宜过高，使袋中水温在50℃～60℃较为合适，并要仔细检查有无漏水。热敷时间一般不超过30分钟。

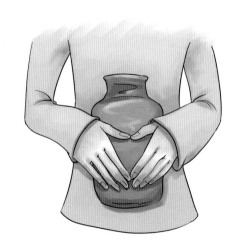

热水袋敷

肛裂

肛裂是常见的肛管和肛门疾病，症状表现为肛管裂口溃疡，不易愈合，排便时及排便后肛门部疼痛剧烈。中青年人、儿童及老年人也可发病。长期大便秘结的病人，因粪块干而硬，便时用力过猛，排出时肛管皮肤裂伤，反复损伤使裂伤深及全层皮肤。肛管后正中部皮肤较固定，直肠末端位置由后方向前弯曲，因此肛门后方承受的压力较大，是肛裂的常见部位。

肛裂的危害

肛乳头炎

溃疡上端与齿线相连，炎症扩散，常引起肛窦炎和乳头炎，最后形成乳头肥大，这是女性肛裂的危害。

梭形溃疡

初起是肛管有纵行裂口，呈线形或棱形，反复感染使裂口久不愈合，边缘增厚、基底硬，逐渐成为较深的慢性溃疡，轻微刺激可引起剧烈疼痛。

肛门梳硬结

常见的肛裂危害。即栉膜增厚和变硬，形成梳状硬结，暴露在溃疡的基底，妨碍括约肌的舒张，影响溃疡的愈合。

肛窦炎

由肛窦感染扩散，肛管皮下形成小脓肿，破溃生成溃疡。有时先有肛裂，后引起肛窦炎。

裂痔

裂口下端皮肤因炎症改变，浅部静脉及淋巴回流受阻，引起水肿，组织增生，形成结缔组织外痔，又称为哨兵痔，这是主要的肛裂危害。

造成肛缘脓肿和肛瘘

裂口炎症向皮下扩展，加之括约肌痉挛，使溃疡引流不畅，分泌物潜入肛缘皮下，形成脓肿，脓液向裂口处破溃，形成皮下瘘。

一旦出现肛裂，患者可通过热水坐浴的方法改善，便后热水坐浴是防治肛裂的有效简易措施。肛裂便后的长时间疼痛主要是内括约肌痉挛所引起的，用热水坐浴后通过热的物理作用可使痉挛缓解而使疼痛好转，这是一种行之有效的方法。

热水坐浴

● 操作方法

在较深的盆具内盛40℃的温开水或1:5000的高锰酸钾溶液，让病人坐入盆内15~20分钟。

● 注意事项

肛门部一定要浸泡在热水里，既能解痛又可洗净肛门污物，如有条件采用药物熏洗坐浴，效果更佳。

痔疮
发作期

痔疮是一种困扰大家的常见疾病，因其发病率高而有"十人九痔"之说。很多患者觉得这种病难以启齿，常常到了很严重的地步才去就医。久坐、久站、负重过度、便秘、腹泻等都会引起痔疮。痔疮好发于20~40岁人群，并会随着年龄增长而逐渐加重。

痔疮的危害

1 肛周湿疹

痔疮中晚期患者由于痔块脱出及肛门括约肌松弛，黏液流出肛外致潮湿不洁，容易引起皮肤瘙痒或肛周湿疹。严重时甚至蔓延至臀部，局部可出现红疹、糜烂、渗出、结痂、脱屑等。

2 脱垂、嵌顿甚至坏死

内痔中晚期、外痔、混合痔患者均有不同程度的脱出表现。痔核脱出于肛门外易发生嵌顿，致使局部代谢产物积聚，进一步加重了肛门局部水肿，嵌顿时间较长时可发生坏死。

3 贫血

无痛性间歇性便后出血是痔疮的常见症状，长期慢性失血可导致贫血。患者早期易疲劳，随贫血的加重逐渐出现面色苍白、倦怠乏力、头晕、心悸等表现。

4 其他肛肠疾病

痔疮可以引发肛裂、肛瘘、肛周脓肿等多种肛肠疾病，增加了患者的痛苦，同时也给临床治疗增加了难度。

5 妇科炎症

由于肛门和阴道接近，痔疮出血或发炎往往会导致病菌大量繁殖，引发阴道炎、附件炎等妇科炎症。

痔疮急性发作期，患者可通过以下3种方法有效缓解症状。

提肛运动

● **操作方法**

做肛门上收的动作，自然呼吸或吸气时提肛缩腹，保持5秒。呼气时将肛门放下，放松10秒，每遍做10~15次，每日做3遍。

● **注意事项**

提肛运动，主要是利用提肛过程增加局部肌肉的活动，使得局部的静脉血液循环得到改善，减轻静脉淤积、曲张，防治肛裂、痔疮。提肛运动其实没有什么具体的要求，无论你是站着还是坐着抑或是躺着都可以进行。当然，也不能做得过于频繁，防止训练过度无法排尿。

回纳脱出物

● **操作方法**

方法一：手足着地，然后屈肘，将头肩贴于地板，抬高臀部。在肛门口涂上一些有润滑作用的痔疮软膏或液体石蜡，垫上纱布，用手轻轻地、慢慢地纳回体内。

方法二：仰卧，腰下垫上坐垫或者靠背垫，抬高臀部。屈膝至胸前，减轻肛门压力，接着按照方法一的做法，将痔核或脱出的肛门纳回体内。

方法三：臀部抬高后，内脏会向头部方向倾斜，这样可以减轻肛门周围压力，使痔核容易纳回。重要的是，要松弛肛门括约肌，全身也要放松。脱肛很不容易纳回体内，因此，操作时要慢慢进行。

● **注意事项**

当出现嵌顿痔核，即内外痔核上血栓增多，脱出肛门，肿大不能回到肛内时，注意千万不要勉强将其推进肛内，否则就会出血，反而使病情加重。当然，要彻底治愈这些脱出，根治的方法是手术切除。

俯卧止血

● **操作方法**

便血时，应暂时终止排便，然后在床上俯卧休息。把一个坐垫式靠背垫垫在下腹部，抬高臀部，可尽快止血，而且还有助于消除肛门部的瘀血状态。如能在肛门口塞一个消毒脱脂棉球，止血效果更好。

● **注意事项**

当出现便血后不要继续排便，否则出血不会停止，还会加重出血部位的感染。

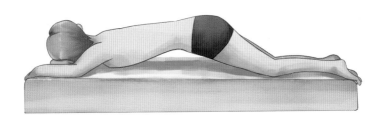

俯卧止血

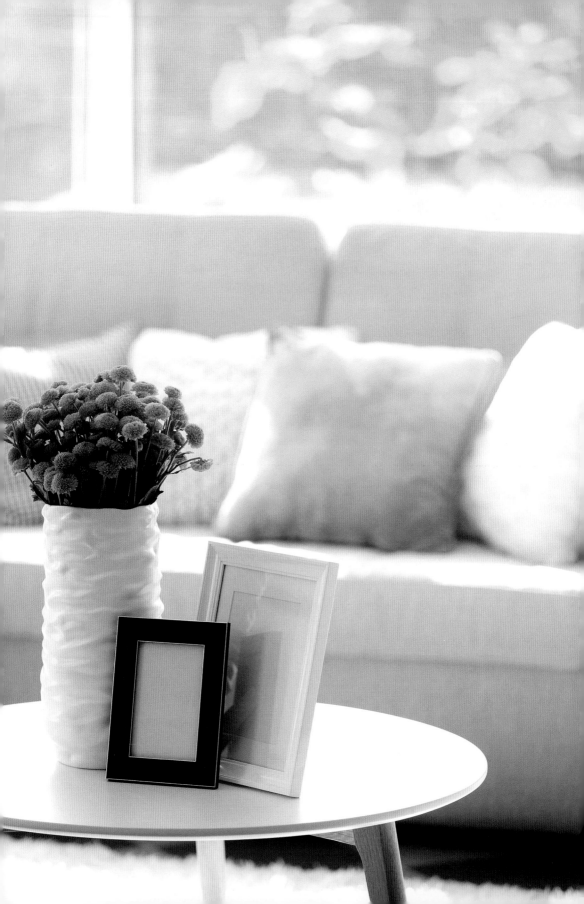

PART 4

生活细节大作战
——乐享便活人生

面对多发的肠道问题，平常多
注意饮食卫生、使生活作息规律，
勤做运动及补充乳杆菌，才是维持
健康的不二法门。本章节综合考虑
肠道日常保健要点，针对便秘和腹
泻这两大较为普遍的肠道病症，提
出一些生活预防和缓解措施，让你
关注生活细节，乐享便活人生。

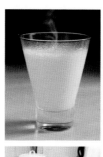
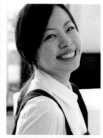
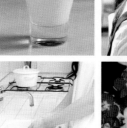
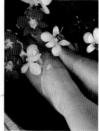

"惯"出来的便秘和腹泻问题

过度节食、暴饮暴食，破坏肠道正常运转

不良的饮食习惯是产生肠胃疾病的主要原因之一，或多或少地影响肠蠕动和肠道菌群的平衡，破坏肠道的正常运转，引起排便障碍。

过度节食易便秘

过度节食，会使肠内的食糜残渣或粪便的量减少，肠道得不到适度的充盈，即便粪便已经到了直肠，也不足以刺激肛门排便。同时，节食使身体摄入的油脂类食物减少，肠道缺少油脂的润滑，粪便在肠道内滞留时间延长，其所含水分被肠道重吸收而致粪便干结，进而导致便秘。

其实，盲目限制饮食，不仅会打乱身体的排便规律，还会让人体各项功能衰退，基础代谢变差，免疫力下降，更容易发胖。

暴饮暴食会腹泻

暴饮暴食所带来的直接危害就是加重胃肠道负担，导致胆汁分泌不足，引起消化不良和腹泻。此外，如果胃始终处于饱胀状态，需要分泌大量胃液，胃黏膜得不到休息。久而久之，不仅胃肠动力会减弱，而且极易出现胃穿孔、胃糜烂、胃溃疡、肥胖等病症。

反之，细嚼慢咽、规律饮食，则可以让唾液的分泌量增多，肠道的蠕动也会变得更旺盛，从而消除排便障碍，维护肠道的正常运转。

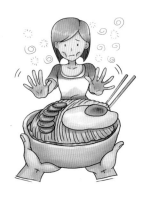

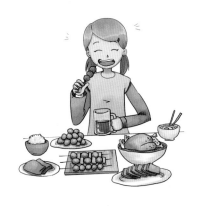

经常强忍便意，
会加重便秘

我们的身体常常通过意念的形式，向我们传达"便意"指令。如果我们总是自作主张，将这个"便意"机制停下来，强忍便意，就会加重便秘。

人的粪便存储在直肠内，当肠内压力超过45～55mmHg时，直肠就会变直，产生神经反射而排便。长期在有便意的时候强忍着不排便，久而久之，大便的积聚会引起肠管扩张，令肠道蠕动力下降。再加上大便水分被吸收后干燥变硬，易引起直肠、肛门排便功能障碍，造成机械性便秘、肠道炎症等，最终发展成习惯性便秘。此外，大便储存在肠道的时间延长后，散发出恶臭的氨气也会刺激肠黏膜，产生炎症，对身体不利。

因此，在日常生活中，我们一定要养成定时排便的习惯，避免强忍便意，加重便秘等肠道问题。

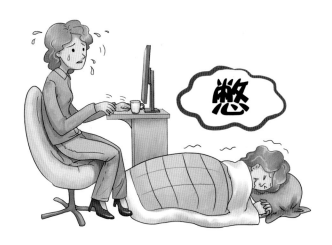

排便太用力，
排便更困难

你知道吗？排便过于用力，也是造成便秘的一个重要因素。因此，改善不良的排便习惯，注意排便细节，或许会对改善便秘起到意想不到的效果哦！

一般情况下，人的直肠与肛门的角度呈90°。当人在排便时，盆底肌肉（封闭骨盆底的肌肉群）放松，直肠与肛门的角度扩张，呈130°，从而使大便顺畅地排出体外。倘若排便时过于用力，盆底肌肉和肛门括约肌就会变得紧张，此时直肠与肛门的角度仍呈90°，导致肛门闭合，无法排便，久之则会引发便秘。

此外，人在用力屏气排便时，腹肌和膈肌强烈收缩，使腹压增高，血压骤升可导致脑出血。

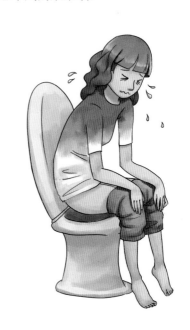

长期过度疲劳，
降低肠道免疫力

过度疲劳是指由于工作时间过长、劳动强度过大、心理压力过重导致精疲力竭的亚健康状态。长期过度疲劳，容易抑制肠蠕动，降低免疫力。

人体有近一半的免疫细胞附着在肠道，机体70％的抗体都是由肠道产生的，肠道的免疫力关系着人体的健康。在生活、工作或学习中过度频繁劳累，或在进行一项活动和工作时超过自己所能负担的限度，如经常工作到深夜、应酬过多、睡眠不足等，会使人的身体处于虚弱状态，消耗体力和精力，打扰人的正常生理活动规律，使肠黏膜的防御作用削弱，进而使其免疫力降低。无论是从事体力劳动还是脑力劳动，长期超负荷的工作都会导致劳累过度。长期过度疲劳会引起精神紧张，抑制肠蠕动和消化液分泌，引起消化不良，导致胃肠道功能紊乱。

过于紧张，
引起排便障碍

人们通常都知晓生活习惯、饮食结构不良会造成便秘，殊不知，长期压力过大，紧张、疲惫、劳累、抑郁和焦虑等状态都会影响到肠胃功能，使肠道功能紊乱而出现排便障碍。

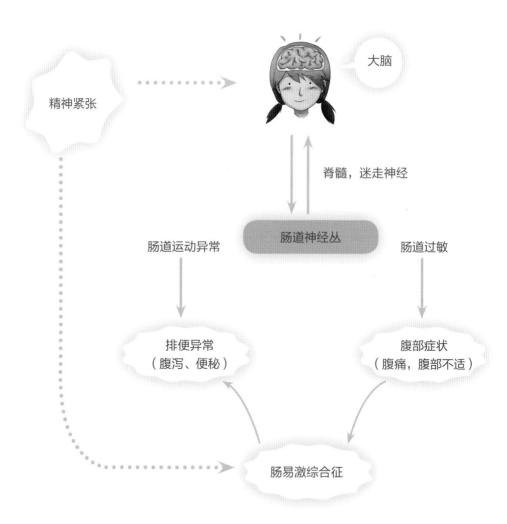

精神紧张与排便障碍

塑身衣或塑腰带，
影响肠道活动

塑身衣	塑腰带
又称弹力衣、紧身衣、束身衣、美体衣、塑形衣等，是一种功能性服装。其采用弹性面料，依人体曲线剪裁，紧贴皮肤。	又称束腰带、护腰带，是一种功能性腰带。常用于体育运动中，保护腰部不受伤害，还有保温、塑造腰部线条等功能。

抑制调节排便活动的副交感神经

↓

使大肠内分泌的消化液减少

↓

影响肠道活动：小肠分解食物能力减弱，延长食物残渣经过大肠的时间

↓

便秘

　　因此，平时有便秘的女性，尽量不要穿塑身衣或塑腰带，特别是睡觉的时候，不要给身体太多的束缚。

久坐久立，
缺乏运动

喜欢运动的A小姐

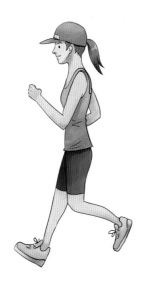

◎ 假日经常参加体育锻炼或从事户外活动。

◎ 用走路代替坐车或乘坐电梯。

◎ 工作间隙起来活动一会儿。

长期坚持运动，能锻炼体力，促进全身的血液循环。既锻炼了腹肌，增加了排便时的腹压，又促进了肠胃的蠕动，从而顺畅排便，有益身心健康。

久坐不动的B小姐

◎ 整天都坐在办公桌前。

◎ 节假日宅在家，不愿外出。

◎ 不喜欢运动，坐车出行。

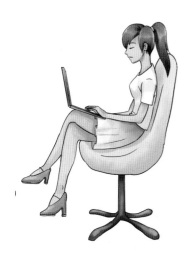

新陈代谢减缓，血液循环不良，使得肠胃变冷，蠕动功能退化，肌肉收缩无力，排便困难。久坐不动还会造成精神压抑，使人倦怠乏力，形成恶性循环。

情绪不良，
起伏过大

　　胃是我们身体中易受情绪影响的器官之一，情绪的变化直接影响到我们的肠胃功能。学会调控和驾驭自己的情绪，避免情绪过度起伏或精神紧张，适当放慢生活节奏，减少内心的焦虑，保持一颗淡泊宁静的平常心，对维护肠道内环境稳定大有裨益。

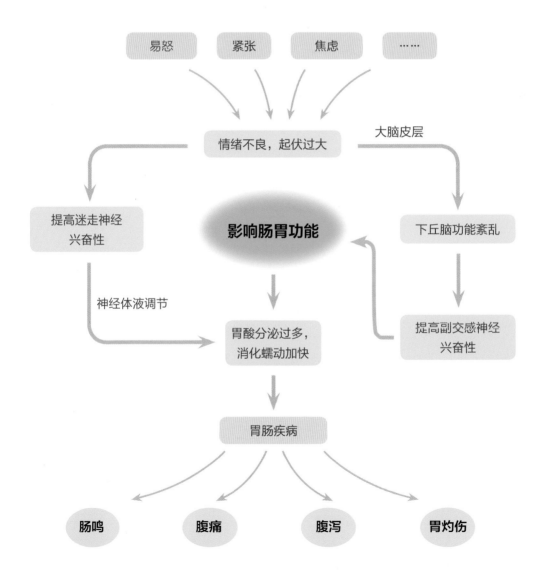

不良情绪引发胃肠疾病

不注意
生活卫生

肠胃是人体营养吸收的核心，肠胃健康对人体健康起着关键作用。长期受胃肠病困扰和折磨，不仅严重影响生活质量，甚至会危及生命。养成良好的生活卫生习惯，对于维持我们的肠胃健康意义重大。

第一关：饮食卫生

俗话说"病从口入"，饮食卫生是保护肠胃的第一关。很多肠胃疾病都是因为不注重日常饮食，吃了不洁的食物而引起的。

首先，接触食物之前要将手清洗干净，防止病菌从手带入口中；第二，不要喝生水，建议喝温开水或者凉开水；第三，不吃变质食物和街边小吃等不卫生食品；第四，做好餐具的清洁工作。

第二关：家居卫生

除了要养成良好的饮食卫生习惯之外，良好的家居环境也是保护身体健康、减少肠胃疾病发病率的重要因素。尤其是厨房的卫生，直接关系到我们的饮食。此外，卧室、卫生间等的卫生情况也不容忽视。

一个干净整洁的家不是从天而降的，需要你定期地清洁与整理，才能让它保持最好的状态。要勤打扫，杜绝苍蝇、蟑螂等害虫。

第三关：个人卫生

最后，远离肠胃疾病，还需要格外注意保持好个人卫生。尤其是保持好口腔卫生，做到早晚认真刷牙，以防细菌感染，由口中带到肠胃，引起腹泻或便秘。

此外，早晚洗脸，勤换衣物，睡前洗脚，及时理发。勤洗头、洗手、洗澡，勤剪指甲等习惯也需要长期保持。从小事做起，从日常点滴做起，呵护肠道与身体健康。

抗击便秘的生活妙招

每天
喝杯酸奶

每天喝杯酸奶，能提升消化系统的功能，辅助肠道代谢，调节体内菌群平衡，促进肠道蠕动，缓解便秘。

酸奶——抗击便秘的卫士

我们喝酸奶，主要是喝它输送给我们人体的有益菌。酸奶的有益菌主要成分是乳杆菌，它有调节肠胃的功能，是呵护我们肠道的忠诚卫士。

其一，乳杆菌能使肠道里的弱酸性物质转变成弱碱性，清除肠道垃圾。

其二，能产生抗菌物质，增强人体免疫力，抑制肠道腐败菌的生长。

其三，可刺激机体免疫力，调动机体的积极因素，有效抗御便秘等肠道问题。

喝酸奶的其他好处

● 增加营养

酸奶里的活性乳杆菌，不仅保持了牛奶的钙营养，而且还产生了大量的乳糖酶成分，能帮助消化和分解乳糖，增加营养。

● 减肥瘦身

酸奶中的乳杆菌能提高食物消化率，帮助清除肠道垃圾，从而达到减肥的效果。

● 增加维生素C

酸奶中的乳杆菌能合成维生素C，有助于增强免疫力，防治癌症和贫血，改善银屑病、抑制肿瘤，并可缓解儿童营养不良。

● 降低胆固醇含量

酸奶中含有可抑制体内合成胆固醇还原酶的活性物质，能有效降低体内的胆固醇含量，防治动脉粥样硬化、冠心病等心脑血管疾病。

● 针对特殊人群

可以为孕产妇提供叶酸及其他维生素和磷酸；老年人食用还可抑制由于缺钙引起的骨质疏松症，矫正由于偏食引起的营养缺乏等。

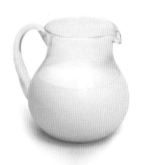

喝酸奶的注意事项

养成习惯，每天一杯

专家建议，每天应补充一定量的优质乳杆菌。酸奶中的乳杆菌并不能长期驻于肠道中，因此，要养成每天喝杯酸奶的习惯，以保证乳杆菌的持续供应。

慎选市售酸奶

市售的有益菌酸奶，看似菌种一样，但大部分有益菌缺乏耐酸性，良莠不齐。大多数酸奶里的有益菌很难达到肠道所需的营养要求，而且过分夸大了有益菌酸奶的保健功能，这也是当前有益菌酸奶普遍存在的一个问题。因此，最好选择菌种标示清楚，有卫生健康食品认证，有研究团队支持的产品。

酸奶不可与药物同服

红霉素、氯霉素、磺胺类、头孢类等抗生素类药含有能杀灭乳杆菌的成分，忌与酸奶同服，以免降低药性和酸奶的营养价值。

不宜空腹，饭后再喝

一般情况下，人胃液的pH值在1~3之间，空腹时pH值在2以下，而酸奶中活性乳杆菌生长的pH值在5.4以上，因此，空腹时喝酸奶，乳杆菌易被胃酸杀死，其营养价值和保健作用就会大大降低。建议饭后2小时内饮用酸奶，此时胃液被稀释，pH值上升到3~5，适合乳杆菌生长。

正确储存，不宜加热

乳杆菌不耐热，不耐氧，适宜低温保存，食用酸奶的最佳温度为10℃~20℃，且开瓶后要尽快喝完。另外，酸奶不宜蒸煮加热，否则其物理性状会发生改变，产生分离沉淀，不仅影响口感，其营养价值和保健功能会大大降低。

注意禁忌人群

胃酸过多、胃肠道手术后、腹泻或者其他肠道疾病的患者，忌食酸奶。

早起
先喝一杯水

　　早晨一杯水，决定你一天的活力。坚持每天早起先喝一杯水，给肠道洗个澡，排出其中的垃圾和毒素，使肠胃呈现最佳的状态。同时还可以降低血液黏稠度，给身体里的细胞运送氧气，让大脑迅速清醒过来，准备迎接新的一天。

早起喝水好处多

　　肠道排泄离不开水。人体进食后，主要靠肠道吸收营养，水先在小肠里将固态食物进行水解，再把食物的可溶性营养成分液化，使其能被人体吸收。而没有被吸收的部分还会在肠道里运转，直至肠道无法再进一步分解后，被肠道压缩再排出体外。没有水，入口的食物在肠道内就不能得到有效分解，肠道消化不堪重负，使得大便干燥，甚至引起便秘。早晨起床后喝一杯水，对帮助身体快速清除一晚上代谢所产生的垃圾和毒素，起着至关重要的作用。

喝对了肠道才健康

　　肠道保健，掌握喝水的诀窍很重要。会喝水，多喝水，对肠道来说，一杯水的作用甚至大于药物的功效，会让你的肠道终身受益。

● **大口喝水**

　　小口喝水与大口喝水，滋养肠动力的效果是不同的。小口喝水，水流速度慢，易产生小便。对于便秘的人来说，最好大口大口地喝，吞咽动作要快，但又不能喝得过急，这样喝下去的水能尽快到达结肠，同时刺激肠蠕动，改善便秘。

● **早起一杯温开水**

　　早晨起床后，早餐前宜喝300mL左右的温开水、淡盐水或蜂蜜水。

温开水

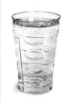

　　建议早起喝一杯温开水，对身体产生温和有效的刺激。切记不得喝凉水，以免伤及肠胃。

淡盐水

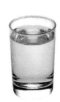

　　淡盐水可以杀菌消毒，有益刺激肠道，帮助排出体内一晚上消化吸收产生的代谢废物，有利于清理肠胃。

蜂蜜水

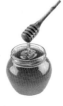

　　蜂蜜有解毒和软便的作用。空腹饮用蜂蜜水，不但有效地补充水分，还可增加肠道养分，抑制肠道有害菌增生。

养成
吃早餐的好习惯

　　早餐是一日三餐的开始。你知道吗？吃早餐也有很多学问。养成科学吃早餐的习惯，可以帮助我们养好肠胃，抗击便秘。

四个好习惯，助你远离便秘

◎　细嚼慢咽：有助于唾液分泌，促进消化，减轻肠胃负担。

◎　早餐要适量：早餐不可吃得过多、过饱，否则食物不能被消化吸收，久而久之，会使消化能力下降，引起便秘等肠道问题。

◎　早餐宜"软"：早晨肠胃尚处于休息的状态，此时应吃些容易消化的温热、柔软的食物，如牛奶、豆浆、面条、馄饨等，最好喝点粥。

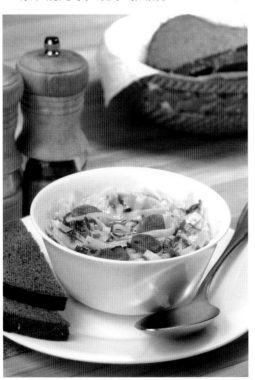

◎　早餐前适量补水：早餐前先饮用约300mL的温开水，既能为身体补充水分，又可以帮助消化。

避开五个禁忌，维护肠道健康

◎　忌吃得太早：人在夜间，身体大部分器官都得到了休息，但消化器官还需要消化吸收晚餐食物，通常在凌晨才休息。过早吃早餐，会影响肠道休息，对胃肠不利。

◎　忌边走边吃：上班族工作繁忙，没时间做早餐，通常在路上解决，边走边吃。这样非常不利于食物的消化和吸收，而且车流尾气、尘土等会影响食物的卫生，对肠道不利。

◎　忌用水果代替早餐：有的人为了减肥，刻意不吃早餐，用水果代替，这是错误的。因为水果并不能完全提供维持人体正常代谢所需的营养成分，空腹吃甚至会加重肠胃负担。

◎　忌食冰冷食物：肌肉、神经及血管等经过一夜的休息，都呈现收缩的状态，此时如果吃过于冰冷的食物，会阻碍血液流动，伤害肠胃功能，降低免疫力。

◎　忌用零食代替早餐：零食多数属于干食，对于早晨处于半脱水状态的人来说，不利于补充水分和消化吸收，易导致营养不足，引起肠胃不适等。

注意
口腔卫生

口腔是幽门螺杆菌的重要基地之一，如果不注意保持口腔卫生，残留的细菌就会随食物进入胃，导致肠胃疾病久治不愈、反复发作，还会产生口腔异味。

早晚刷牙，饭后漱口

要坚持做到早晚刷牙，饭后漱口，保持口腔清洁。刷牙时要掌握正确的方法，牙齿的外侧面、内侧面和咀嚼面都要认真刷净。每次刷牙时间要达到3分钟左右，才能保证口腔清洁，并提高牙齿表面的抗脱钙、防龋能力。

正确使用和保管牙刷

牙刷使用后用清水涮洗干净，置于干燥通风、最好有日光照射的地方。有条件的，可以在刷牙前后用肥皂水或3%过氧化氢溶液浸泡牙刷。如果牙刷毛丝出现卷曲、牙刷头出现污物等，就要及时更换，以2~3个月更换一次牙刷为宜。

定期看牙医、洗牙

坚持定期看牙医和洗牙，防患于未然。如果说早晚刷牙是日常打扫，那么洗牙就是大扫除了。它可以彻底清除牙齿上的菌斑和结石，但注意洗牙不能太过频繁，最好遵循口腔科医生的建议。

保持假牙的清洁

佩戴假牙者应格外注意保持假牙的清洁。做到饭后及时清洗，晚上睡觉前，将假牙摘下刷洗干净并泡在冷水中，早上洗刷干净再置入口中。洗刷假牙时切忌用热水烫，或者用75%乙醇溶液、药液等浸泡，以免假牙变形、变质。

适量咀嚼
无糖口香糖

口香糖是以天然树胶或甘油树脂为胶体的基础，加入糖浆、薄荷、甜味剂等调和压制而成的一种供人们放入口中咀嚼的糖，深受广大儿童和青年人喜爱。在提升口腔健康的同时，咀嚼无糖口香糖在改善便秘等肠胃病症方面也具有多重功效。

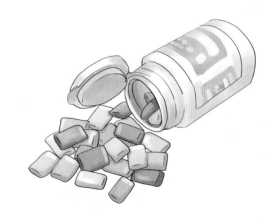

咀嚼的动作 辅助消化和排便	咀嚼是咀嚼肌群依次收缩所组成的复杂的反射性活动，通过食物与唾液的充分混合，形成食团，便于吞咽。食物对口腔的各种刺激，不仅能反射性地完成口腔内食物的机械性和化学性加工，还能反射性地引起下消化道的运动和消化腺的分泌，有利于化学性消化的进行，辅助肠道消化和粪便排出。
口香糖添加剂 润肠通便	口香糖中的添加剂，如麦芽糖醇、山梨糖醇、甘露醇等，不能被肠道吸收，却能帮助肠道吸收一定量的水分，有润肠和促进排便的作用。
清洁口腔 减少胃肠疾病	咀嚼口香糖还有一个不可忽视的作用，那就是清洁口腔。它能帮助减少口腔内残留的有害菌，减少肠胃疾病，防止口腔异味。但要注意，不可长时间咀嚼，否则只会适得其反。

注意：建议便秘患者在饭后咀嚼口香糖，最好选择含有木糖醇的口香糖，咀嚼的时间以不超过15分钟为宜。还应注意摄取量，一般饭后嚼两粒即可，吃得太多可能会引起腹泻等不适。

养成
良好的如厕习惯

养成良好的、有规律的排便习惯，让肠道通畅，是避免肠道问题的关键之一，也是维护肠道菌群平衡的重要细节。

生活中养成良好的如厕习惯宜注意以下几个方面。

◎ 按照排便动作的规律性、科学性进行排便：第一个排便动作完成后，应安静等粪便从直肠上部下移，产生第二次排便感时，再做第二个排便动作。不要久蹲厕所，如果蹲厕时间已经超过了5分钟仍无便意，就应结束如厕。

◎ 养成每天固定时间如厕的习惯，进行自我训练，不管有无便意都按时去厕所。一般情况下，早餐后是放松排便的好时机。

◎ 排便时要专心，切记不要打电话、看书、看报纸、玩手机，以免分散自己的注意力，不利于排便。

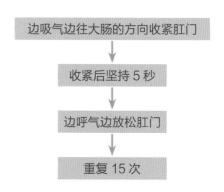

1 把双手的手肘放在大腿上，保持前倾的姿势。

2 让腹肌用力，产生一定的腹压，利于排便。

3 提起脚后跟，使腹肌用力更容易排便。

缓解便秘的排便姿势图解

放松盆底肌，
排便不再难

纠正排便时乱用力等不良习惯，学着放松和锻炼盆底肌肉，让排便不再困难！

● **生物反馈疗法**

生物反馈疗法分为很多种，最简单的是医生把测量肛门压力的内压导管插入肛门，让患者像排便时那样用力将导管往外推。患者可以对照监视器的画面，直观地感受到怎样用力会让盆底肌肉紧张，怎样用力可以让肛门收紧，再将这种感觉反馈到身体肌肉上，记住排便时让自己放松的方法和感受。一般情况下，这种疗法是患者与医生一对一治疗，每月进行1~2次，具体情况还要视医院而定。

● **锻炼盆底肌体操**

边吸气边往大肠的方向收紧肛门

↓

收紧后坚持5秒

↓

边呼气边放松肛门

↓

重复15次

注意：除了腹肌和肛门括约肌之外，其他的肌肉都不要用力。

常用
热水泡脚

脚被称为人体的"第二心脏"，常用热水泡泡脚，能促进全身的血液循环，改善虚寒体质的同时还能促进排便，是一举两得的生活保健方式。

当手脚冰冷的时候，全身的血液循环就会变差，导致血液无法充分地流到身体的末梢血管。常用热水泡脚，能加速下半身的血液流动，进而带动全身的血液循环，包括腹部周围的血液循环，使血液能充分地流通到肠胃，活化肠胃的蠕动，帮助人体顺畅排便。

泡脚时，宜注意以下几方面：

◎ 水温以42℃为宜。

◎ 水量以能没过小腿为宜。

◎ 时间以10~15分钟为宜。

◎ 采用大一点的水桶或专门的泡脚盆，将双脚浸泡在热水里。为加速血液循环，热水可多一些；为了不让热气跑掉，不妨盖上一条毯子来保暖。

◎ 一旦水温变冷，就要再逐步继续加入热水。

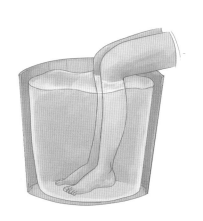

避免过度疲劳，
保证优质睡眠

便秘的发生与过度疲劳、睡眠质量不佳有密切的联系。因此，对有过度疲劳、经常熬夜、失眠等困扰的便秘患者而言，通过合适有效的方式缓解疲劳、提升睡眠质量，是改善便秘的重要途径。

缓解疲劳，抗击便秘

疲劳会使人的身体处于虚弱状态，消耗体力和精力，影响正常生理活动，抑制排便反射而引发便秘。

因此，便秘患者应该合理安排自己的生活和工作节奏，避免过于紧张和劳累，做到劳逸结合、起居有常、生活轻松、精神愉快，有效抗击便秘。

◎ 劳逸结合，起居有常，保证充足的睡眠时间：白天留出一些空闲时间，放松身心，晚上至少保证有7~8小时的高质量睡眠时间。

◎ 适当调节情志，避免因过度疲劳而引起精神紧张：通过听音乐、绘画、和朋友聊天等方式放松身心，做自己喜欢做的事。

◎ 适当参加体育运动，锻炼身体：打球、做操等强度不大的有氧运动，可以多做一些，当大脑的氧气供应充足时，疲劳就会自然消失。

保证睡眠质量

便秘的发生与睡眠质量密不可分。如果睡眠质量不好，自主神经就会紊乱，激素水平就会失衡，进而影响排便的频率和习惯等。可见，保证优质的睡眠对防止便秘等肠胃病症意义重大。为此，我们可以从以下几方面来提高睡眠质量：

◎ 便秘患者平时可多进食既助消化，又可助眠的食物，如牛奶、蜂蜜、香蕉、葵花籽、黑芝麻等。

◎ 不要在过饱或过饥的状态下就寝，就寝前不要喝含有乙醇或咖啡因的饮料。

◎ 睡前可适当听听轻音乐，白天还可以通过唱歌、绘画、散步等驱散心理压力。

◎ 睡前避免剧烈运动或精神过于紧张、情绪激动。

◎ 利用遮光窗帘或眼罩，尽可能让卧室变暗。

◎ 尽量保证卧室安静和舒适。

◎ 选用右侧卧睡姿睡觉。

保持
心情开朗

所谓"三分治七分养"，便秘也是一样。在养成良好的生活习惯的同时，保持开朗、乐观的心情对抗便秘尤为重要。

便秘的发生，常和心理障碍、情绪、精神活动等因素有关。许多便秘患者都有不同程度的抑郁、焦虑、强迫观念及行为，这些不良的心理因素通过抑制自主神经对结肠、直肠和盆底肌肉的刺激，使肠道蠕动减弱，从而引起便秘。经常便秘的你，不妨试着做到以下几项，和便秘轻松说拜拜吧！

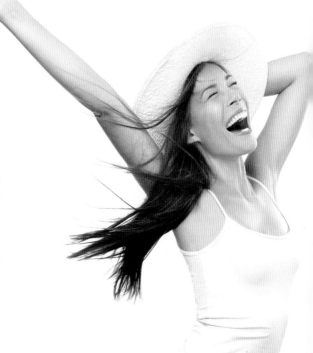

顺其自然，减轻压力

平时可以多了解一些生理知识和健康常识，对排便次数采取顺其自然的态度，切勿让自己的精神时刻处于急躁、焦虑当中，以免加重便秘。

不急不躁，心态平和

面对便秘，要时刻保持平和的心态，不急不躁，放松下来，让你的肠道悦纳你的作息、饮食和行为习惯。

理性对待，关注有度

要理性地对待便秘，心平气和地接受这个客观存在的事实。做好自己该做的调理，不可轻视，也不能太过重视。你越关注越在意，通畅排便可能会离你越远。

放松精神，消除抑郁

有精神负担，伴有抑郁、焦虑等情绪障碍的人，其发生便秘的概率远远超过了正常人。在生活中要保持精神的放松，试着消除不良情绪对便秘产生的不良影响。

树立信心，积极调适

要积极做好心理调适，树立信心，同时纠正不良的生活习惯，使生活规律化，合理安排作息时间。注意劳逸、动静结合，使便秘逐步得到缓解，以提高生活质量。

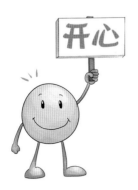

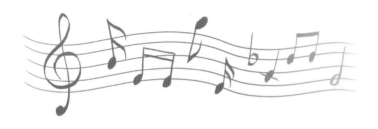

妙用
芳香疗法

芳香疗法，指人们从大自然的各种芳香植物的不同部位中提炼出有不同气味和颜色的精油，利用精油来辅助医疗工作。芳香疗法可以放松身心，消除压力，对于改善肠胃的不适症状也很有效果，有助于改善便秘。

芳香浴

操作方法

利用专用香薰灯来加热芳香精油，即将水放在精油灯的盘子里，滴进1～5滴精油，再把点上火的蜡烛放在盘子底下加热，在其挥发的香味下进行芳香浴。

此外，也可以在浴缸里滴入几滴精油，进行沐浴。

通便功效

芳香浴是通过芳香精油的作用来提高免疫力的一种超级spa。沐浴中加入几滴精油，能消除身心疲劳，缓解便秘。

推荐精油

依兰、甜橙、罗马洋甘菊、鼠尾草、檀香木、天竺葵、橙花油、苦橙叶、墨角兰、香蜂草、薰衣草、保加利亚玫瑰，等等。

芳香腹部贴

操作方法

在盆里盛好热水，滴进1～3滴精油，再把干净的毛巾浸泡在热水里，充分拧干后，贴在肚子上加热。待毛巾冷却后，再浸回热水里，以同样的方式反复进行。

通便功效

温热而又芳香的腹部贴，能有效促进腹部的保暖，增强肠胃蠕动力，促进排便。芳香的精油还能帮助人体排毒，一举两得。

推荐精油

甜橙、罗马洋甘菊、鼠尾草、墨角兰、绿薄荷、罗勒、小茴香、胡椒薄荷、佛手柑、柠檬、保加利亚玫瑰、迷迭香、桉树精油，等等。

出门
旅行有讲究

出门旅行本来是一件值得高兴的事情，但如果旅行途中出现便秘就让人头疼了，不但会影响心情，还会对身体健康造成影响。出门旅行有讲究，掌握一定的技巧就可以轻松缓解便秘，还你自在旅游好心情。

暂时性单纯型便秘——旅行者常见的便秘类型

暂时性单纯型便秘是指由于环境改变、饮食结构和数量的变化，如进食过多混合了多种蛋白质的食物、进餐时间不规律、饮食量太多或太少、生活作息突然改变以及感觉到压力等因素引起的便秘。一般来说，这种便秘症状较轻，病程较短，通过调整饮食和生活习惯即可改善。

人在旅行途中，由于排便环境的改变、精神的过度兴奋、饮食起居的突然改变，会对肠道造成一定的影响，极易发生暂时性单纯型便秘。

出门旅行有讲究——喝水、按摩、保健品

在外旅行，尽量做到以下几点，可以更好地帮助便秘患者抗击身体的不适，有一个更加愉快的出行。

◎ 旅行中要注意多喝水。除了在旅途中要带足够的水之外，最好每天清晨饮一杯温开水，这样不仅有利于排便，也是长途跋涉所需要的。

◎ 按摩刺激排便。常规按摩在任何地方都可以做。睡前和晨起时，将双手重叠，放在小腹，以施加压力的方式用力按压，然后再沿着肠道，从正面以"の"的方式按摩。

◎ 必要时备点通便保健品。可以在外出旅行的行李中常备点润肠通便的保健品，如健肠口服液、舒肠护肝胶囊、有益菌颗粒等，以备不时之需。

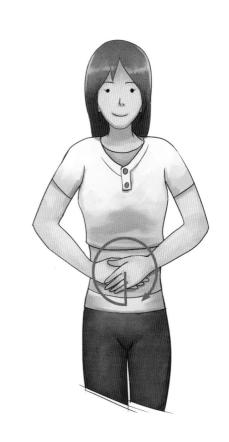

积极改善
孕产期便秘

相较于男性来说，女性便秘患者更为多见。女性便秘的病因除自身因素外，还与女性特殊的生理结构有着密切的关系，如女性骨盆宽大、女性尿生殖三角区肌肉筋膜薄弱，易发生直肠前突等。在此基础上，孕产期女性发生便秘的可能性又高于一般女性。因此，积极预防孕产期便秘对孕产妇有重要意义。

孕期便秘调理

孕期，由于黄体素形成，孕激素分泌增多，会造成自主神经功能紊乱，肠蠕动减慢，胃肠运动受到抑制，降低肠对刺激的敏感性而致便秘。随着孕期的推进，子宫不断增大，压迫肠管及盆腔血管，使盆腔静脉淤血，直肠蠕动功能下降，引起便秘。孕妈妈可通过以下措施，远离孕期便秘困扰。

◎ 养成定时排便的习惯，不管有没有便意，在晨起、早餐后或晚睡前都应该按时去厕所，久而久之就会养成定时排便的习惯。

◎ 调节膳食，多摄入富含膳食纤维的绿色蔬菜及水果，以促进胃肠蠕动，帮助排便。

◎ 适当进行一些简单的体育运动或做一些力所能及的家务，以促进肠管运动，缩短食物通过肠道的时间。

◎ 每天早晨空腹饮一杯温开水，也能促进肠胃蠕动。此外，蜂蜜有润肠通便的效果，可适当调水冲服。

产后便秘调理

产后由于腹直肌和盆底肌变得松弛，甚至部分肌纤维断裂，使腹肌、肠黏膜肌层、肛提肌等参与排便的肌群张力减低，加之产妇体质虚弱，不能依靠腹压来协助排便，粪便在肠道长时间滞留，水分被吸收而致便秘。分娩后，产道裂伤、会阴切开而引起疼痛，疼痛或畏痛也可抑制排便。同时，产后数天卧床休息，活动减少，肠蠕动减弱，也是影响排便的原因之一。产褥期，新妈妈可通过以下方法积极调理身体，预防便秘。

◎ 躺在床上的时候，多做做提肛运动，促进肛门部位的血液循环。在身体允许的情况下，可适当下地运动，在室内多走动。

◎ 一旦有了便意，切不可因为怕疼而忽略或强忍。

◎ 饮食尽量多样化，要多喝汤，多饮水。

◎ 要保持平和的心态，保持心情舒畅，避免产生过多的不良情绪。

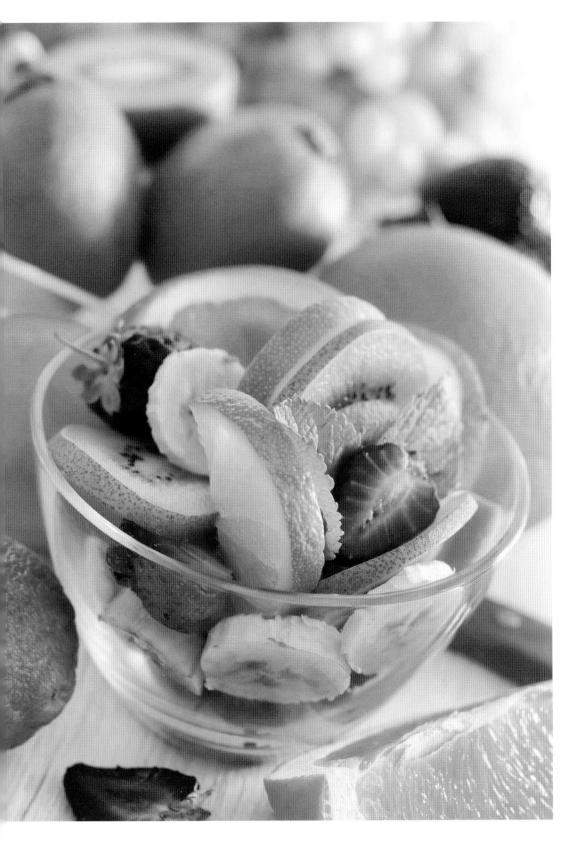

调整生活习惯，远离腹泻

饭前便后
洗手很重要

手是人体的"外交器官"，很容易沾染上许多病原体微生物。养成勤剪指甲，饭前便后洗手的习惯，及时除掉黏附在手上的细菌，能有效减少肠胃疾病的发生，远离腹泻。

洗手的重要性

有科学家调查发现，一只没有洗过的手，至少含有4万～40万个细菌。指甲缝里更是细菌藏身的好地方，一个指甲缝里可藏细菌38亿个之多。可见，手是很脏的。

人在排出大、小便时，随粪便一同排出的还有一部分肠道寄生菌，如大肠埃希菌、志贺菌属等，这些细菌是使人产生胃肠疾病的重要致病因子。因此，厕所中，尤其是公共厕所，有害菌的含量特别多。当你上厕所时，手就不可避免地会沾上细菌。

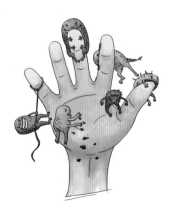

另外有试验发现，急性痢疾病人用5～8层卫生纸，志贺菌属还能渗透到手上，并能在手上存活3天。流感病毒可在潮湿温暖的手上存活7天。所谓"菌从手来，病从口入"，如果饭前便后不洗手，就易把细菌带入口中，吃到肚里，引起肠胃不适等。

你会洗手吗

学会洗手，在预防疾病方面起着重要的作用。洗手时宜注意以下几点：

◎ 用流动的水洗手，可避免再次被脏水污染，洗去手上80%的细菌。

◎ 用肥皂洗手，肥皂为碱性，有杀菌作用，可洗去手上达99%的细菌。

◎ 认真搓洗，手心、手背、指甲缝、手指及其关节、手腕等各个部位都要搓洗。

◎ 洗手时长应超过15秒，时间太短，敷衍了事，不能将手上沾染的细菌去除干净。

警惕细菌感染，
积极预防急性腹泻

急性腹泻是腹泻中比较常见的一种类型，治疗不及时会威胁生命。而预防急性腹泻，应从积极预防细菌感染做起。

急性腹泻知多少

急性腹泻在夏天发病率较高，其起病急骤，每天排便可达 10 次以上，粪便量多而稀薄，排便时常伴腹鸣、肠绞痛或里急后重。

引起急性腹泻的原因很多，比较常见的是由暴饮暴食、吃冷食或变质食物导致的。尤其是平时身体很健康却突然腹泻的人，多数都是因为饮食不洁而引起的细菌或病毒感染。由于感染了外来的细菌、病毒或寄生虫等，使免疫力下降，毒素抑制肠道吸收食物中的水分，从而导致粪便中水分增加，产生腹泻。

如果得了急性腹泻，有可能会随之出现高烧、便血、腹痛等症状。此时千万不要乱吃止泻药，要及时去医院就诊，采取适当的治疗，以免发生生命危险。

预防细菌感染，从食品卫生做起

想要预防细菌感染，关键还是要注意食品卫生，养成良好的卫生和饮食习惯，保护机体和胃肠道功能正常运转。与此同时，也不要暴饮暴食，以免降低胃肠道的免疫力，让细菌乘虚而入。为此，我们宜做到以下几点：

◎　不吃腐烂变质的食物。

◎　不吃被苍蝇、蟑螂污染过的食物。

◎　生吃瓜果要用流水多清洗几遍，或削皮。

◎　不喝生水或质量不合格的饮料。

◎　坚持饭前便后洗手。

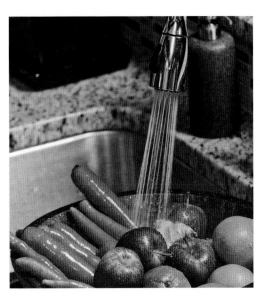

夏季，
也要注意腹部保暖

　　腹部的温度，是健康的晴雨表。腹部一旦受凉，会刺激肠胃，加快其蠕动速度，引起肠胃不适。因此，注意腹部保暖，对防患腹泻至关重要，即使是在炎热的夏季，也不能忽视。

饮食暖腹

　　获取温性的食物是暖胃最直接的方式。在炎炎夏季，很多人喜欢喝冷饮、吃些性质寒凉的食物以消暑，但如果进食过多则会导致肠胃黏膜毛细血管收缩，影响胃液、胃蛋白酶等消化物质的分泌，甚至引起胃肠道痉挛，不仅影响营养吸收，还可能引起腹泻、腹痛等不适。

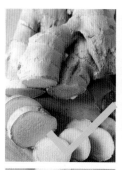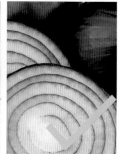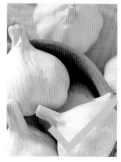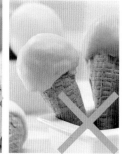

　　因此，夏季应尽量少吃冷饮、凉性的蔬菜瓜果，适量多吃些生姜、大蒜、洋葱等温热的食物，并补充淡盐水。既可以杀菌消炎，又能保护肠胃，减少腹泻的发生。

衣物暖腹

　　肠胃受到冷刺激，会使交感神经兴奋，甲状腺素、肾上腺皮质激素和肾上腺素等分泌增多，易使胃黏膜的血管收缩、肠胃功能减弱，成为肠胃疾病的重要隐患。

　　因此，夏季应注意，夜间熟睡时最好在腹部盖上薄被或毛毯，避免空调出风口直接对着身体吹。生理期的女性还可以利用热水袋等工具辅助保暖。

运动暖腹

　　除了饮食和衣物保暖外，运动同样可以起到暖胃的良效。适当的体育锻炼能增强人体的肠胃功能，改善其血液循环，提高其对气候变化的适应能力，延缓消化系统的老化。

　　在夏天，可以适量做些有氧运动，如游泳、跳绳、慢跑、骑车等，让身体活跃起来，产生热量，温暖肠胃，远离腹泻。

注意厨房清洁，
防止病从口入

居家生活中，有个整洁清新的厨房不仅可以让人心情舒畅，还可以有效减少肠胃疾病的发病，保持身体健康。

厨房清洁与肠道健康

厨房不只是烹饪食物的场所，也是我们身体健康的第一道关卡，厨房的卫生和人的健康有很大关系。

俗话说"病从口入"，厨房不卫生很容易为细菌繁殖提供适宜条件。而肠道不能像体表一样拥有皮肤来防止外界病毒、细菌的入侵。人们一旦吃了腐败变质的食品，就有可能引起胃肠道疾病，甚至食物中毒。

因此，我们一定要保持厨具清洁，及时清理厨房垃圾、更换厨房用品，消灭苍蝇、蟑螂等，维护厨房清洁与肠道健康。

厨房清洁小窍门

水池：洗菜和洗碗的水池易积存油垢，可在有油污的地方撒一点儿盐，然后用废旧的保鲜膜上下擦拭，最后用温水冲洗几遍，即光亮如新。

锅盖：锅内放少许水和洗洁精，将锅盖反盖在锅上，烧开水，让蒸汽熏蒸锅盖。待锅盖上的油污发白变柔软时，用软布轻轻擦拭即可恢复洁净。

煤气灶：先用煮面条后剩下的热汤涂抹在煤气灶的表面，等过一会儿，再用软布进行擦拭，用水冲净即可。煤气灶宜在做完饭后趁热清洁。

砧板：砧板很容易沾染细菌，产生异味。可以把纸巾铺在砧板上，将2匙醋与200mL温水混合，倒在纸巾上，静置15分钟，便可杀菌除异味。

玻璃器皿：长期使用的玻璃器皿，譬如油瓶，可以用茶叶渣洗擦。如果是印花的玻璃器皿，建议用薄绵纸，可以保持花纹的完好。

菜刀：菜刀很容易生锈，不仅妨碍切菜，对身体也不健康。可以用土豆片或萝卜片蘸少许细沙后擦洗菜刀，再用清水冲洗，擦干即可。

尽量减少
与腹泻患者接触

预防肠道传染病的重点是防止"病从口入"。在日常生活中，要注意与腹泻患者保持一定的距离，尽量减少与他们的接触，减少腹泻的发生。

腹泻及其传染性

腹泻主要是病毒、细菌、食物毒素或化学性毒物、药物作用、肠易激，以及全身性疾病等原因造成胃肠分泌、消化、吸收和运动等功能紊乱的结果。

腹泻有很多种，其中，感染性腹泻（也称急性胃肠炎）系指各种病原体造成肠道感染而引起的腹泻。病原体主要包括细菌、病毒、寄生虫和真菌等。其感染途径大致相同，主要为"粪—口"传播，少数由个体接触传播和／或呼吸道飞沫传播（如病毒等），发病机制为毒素和／或病原体直接侵犯胃肠道黏膜而致病。

远离腹泻患者，防止疾病传染

● 不共用餐具

专家建议，吃饭时应采用分餐制，而不要共用餐具。提倡个人专碗专筷，这是有效防止感染性腹泻传播的一个重要措施。

此外，一旦出现有腹泻、呕吐症状的患者，要及时到医院就诊，以便得到及时正确的治疗和处理，并对污染的环境、物品等进行消毒，搞好环境卫生。

● 不亲密接触

肠道致病菌可以附着于皮肤、头发、胡须以及衣服上，其潜伏期可长达2周。另外，人体的口腔也是一个不容忽视的"病菌窝"。成人口腔中的致病菌达30多种，其中以阿米巴原虫、金黄色葡萄球菌等可引起腹泻的致病源较为常见。

所以，一定要注意疾病的防范，当一方出现腹泻等肠道传染病症时，应暂时避免亲密接触。

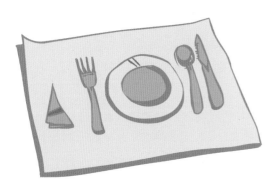

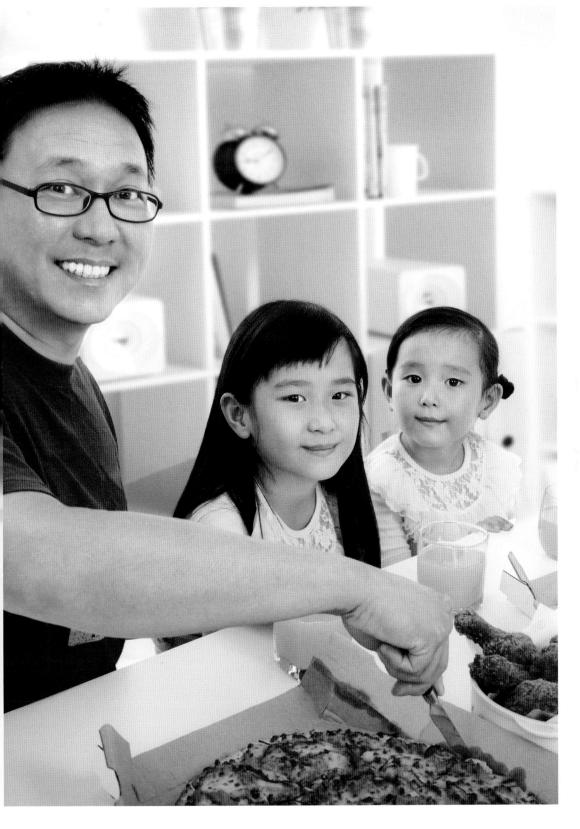

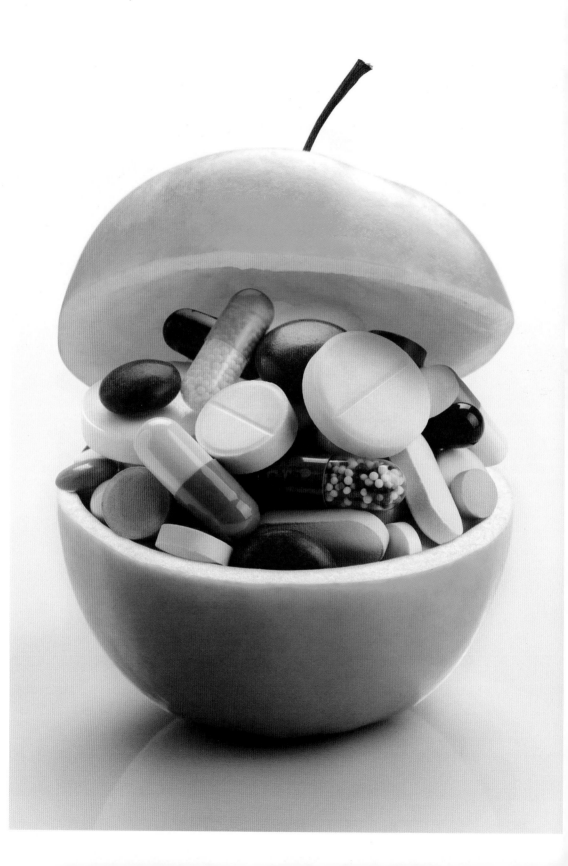

PART 5

摆脱药物依赖
——唤醒便活机制

　　日常生活中，许多人一经便秘或腹泻就想到用药物解决问题。更有甚者，没有了药物支撑，就习惯性地便秘或腹泻，这些都是对药物产生了依赖性。久而久之，自身便活机制不能起到调节作用，只会越来越依赖药物。本章教你如何唤醒便活机制，摆脱药物依赖。

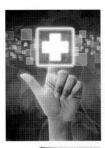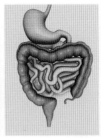
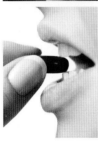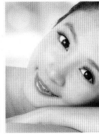

泻药，舒爽之下的便秘之殇

长期便秘者
往往会依赖药物

　　长期不能正常排便无疑是痛苦的，很多患者在屡屡失败之后，往往会迫不及待地选择服用泻药，尤其是刺激性泻药，殊不知这样也很容易弄巧成拙。

　　刺激性泻药由于购买方便，起效快，因而成了许多便秘患者的首选药物。服用刺激性泻药早期阶段的效果可能会让服用者"如获至宝"，因为它起到了显著的通便排毒、减肥或者其他的一些效果，但这种做法无疑是饮鸩止渴，不值得提倡。

　　在服药之初，刺激性泻药可能会让人出现腹痛、腹泻的情况，可随着用药时间的延长，肠道习惯了药物的刺激，就会产生耐药性，不增加药的种类或药量就完全不管用。每天要吃两三种药的人不在少数，甚至有人每天要吃十多片药，中西药齐上阵！这就是典型的"依赖泻药型"便秘症状。

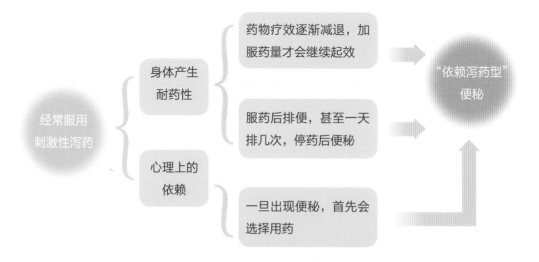

刺激性泻药药物依赖

便秘患者一旦产生了药物依赖，就会陷入恶性循环，影响正常的排便反射，导致用药量的增加和便秘症状的加重。可以说，滥用泻药是便秘形成的一个重要原因。

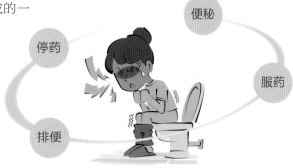

面对便秘，泻药真是解药吗

看了以上分析，你还认为泻药是便秘患者的解药吗？虽然说偶尔使用一次泻药无伤大雅，但要是养成了习惯，或滥用泻药，只会让便秘越来越严重，陷入恶性循环。

泻药确有一定的通便作用

如果已经便秘了，只要努力地改善饮食和生活习惯，如合理摄取膳食纤维、科学饮水、适量运动、作息正常等，便秘都会得到一定的改善。若这些都做了，便秘仍然没有好转的话，借助泻药的力量也是一个可以考虑的方法。因为泻药是专门针对便秘的药物，它可以通过促进肠蠕动、软化粪便或润滑肠道等方式来促进排便。只要适

当、适量使用，确实可以起到较为明显的通便效果。

不过，临床便秘的种类很多，产生便秘的原因也是多种多样的，如果一出现便秘就使用药物或是长期滥用药物，很容易导致药不对症，甚至使便秘情况恶化。而且，利用泻药来排便，对身体来说本身就是一种非自然排便行为，持续依赖药物的话，可能会导致不吃药就无法排便的后果。

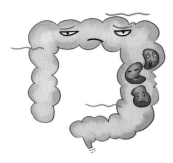
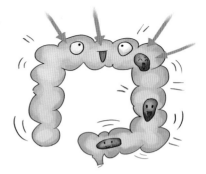

便秘时肠道蠕动迟缓，粪便难以顺畅排出

受到泻药刺激后，粪便易排出体外

滥用泻药危害大

滥用泻药除了容易产生药物依赖之外，还会扰乱肠道菌群，加重便秘或引起腹泻，还可能会患上结肠黑变病，增加患结肠癌的风险。

● **刺激性强，损害肠道健康**

一些泻药会强烈刺激肠壁蠕动、收缩，但因其无法参与粪便形成，也改善不了粪便干结、坚硬的性状，服用者往往出现"里急后重"的痛苦，甚至还导致痔疮破裂、脱肛等症状。

● **增加患结肠癌的风险**

不少泻药，尤其是刺激性泻药，往往含有蒽醌类化合物，如番泻叶、大黄等，长期使用含有这种化合物的泻药，可导致大量色素在肠黏膜中沉积，使肠表面变成黑色，即结肠黑变病。研究表明，结肠黑病变有可能增加患结肠癌的风险。

● **导致过度腹泻和脱水**

一些泻药会对肠道产生强烈的刺激，使肠道内环境遭到破坏，双歧杆菌等有益菌群平衡失调，肠腔内正常 pH 值发生改变，肠道所分泌的大量水分丢失，患者出现便秘或腹泻症状，严重者（尤

其是老年人）可导致脱水。过度腹泻还会导致人体酸碱平衡遭到破坏，从而造成免疫力下降，引起一系列健康问题。

除此之外，滥用泻药还会引发多种疾病，如心脑血管疾病、月经不调、胃肠神经功能紊乱等，还会影响大脑功能。不论是何种泻药，都会有一个过度排泄的过程，这种过度的排泄很容易导致营养物质的流失和体内电解质紊乱，进而给心脏、肌肉造成损害。孕妇使用泻药还容易导致流产。

所以，无论使用何种药物，都要在医生的指导下进行，切不可胡乱用药。

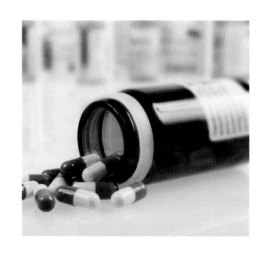

测一测，
你是否已产生"泻药依赖"

你是否会经常使用泻药来排便，更甚者每天要吃好几十片药，不吃就便不出来，如果这样，很可能你已经陷入"泻药依赖"的陷阱。下面列出了常见的已产生"泻药依赖"的表现，可以参照着测一测自己是否已产生泻药依赖。

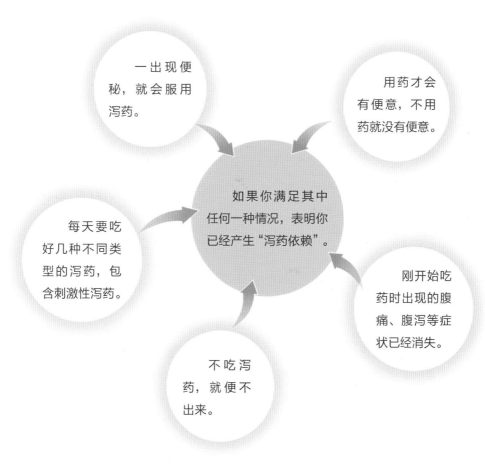

"泻药依赖"并不能从根本上改善便秘，反而会加重便秘。因此，你需要逐步减少药物使用量，摆脱药物依赖，尤其是对刺激性药物的依赖。

常用泻药
的种类及特征

很多便秘患者都有曾经或正在使用泻药的经历。泻药是能增加肠内水分、促进肠蠕动、软化粪便或润滑肠道，从而促进排便的药物，临床主要作用于功能性便秘。

容积性泻药

容积性泻药也称膨胀性泻药，包括用多糖类或纤维素类制作的各种制剂，如麦麸、玉米麸皮、琼脂、魔芋粉、甲基纤维素等。容积性泻药特别适用于饮食结构不当（如饮食过于精细），或停用刺激性泻药的便秘患者。由于容积性泻药的吸水性较强，服药时应多饮水，以免发生肠梗阻。

● 药物特点

◎ 不易被肠壁吸收而又溶于水，可吸收大量水分。

◎ 使大便的容量增加，促进肠蠕动。

◎ 一般服用后12～24小时有效。

◎ 药性温和。

渗透性泻药

渗透性泻药包括聚乙二醇、乳果糖、山梨醇、甘露醇和盐类泻剂。聚乙二醇对老年人、儿童和孕妇均很安全，也可用于痔疮术后的患者。山梨醇、甘露醇仅在快速清洁肠道时应用，如结肠镜检查时。乳果糖在小肠内不被消化吸收，故能导泻。盐类渗透性泻剂常用于肠镜或手术前的肠道清洁。

● 药物特点

◎ 作用快，功效强。

◎ 使肠腔内渗透压增高，肠腔内容积增加，体积增大，刺激肠蠕动。

◎ 刺激较小。

润滑性泻药

润滑性泻药又称软便剂，主要包括液状石蜡、甘油、蜂蜜、食用油以及多库酯类药物等。服用后可包于粪团块外，使之易于通过肠道。适用于粪便特别干燥者、老年人等体弱者、排便动力减弱者。腹痛、恶心呕吐者禁用，女性处于妊娠期和月经期时禁用。

● 药物特点

◎ 可软化粪便，润滑肠壁。

◎ 减少肠道水分的吸收，促进结肠蠕动。

◎ 具有温和的通便作用，长期应用会引起脂溶性维生素吸收不良。

刺激性泻药

刺激性泻药是市售较多的一种常用药物，包括蒽醌类药物，如大黄、番泻叶、芦荟等；双苯甲烷类如酚酞、比沙可啶、蓖麻油等，适用于排便动力不足者。但长期应用可引起水样泻、腹痛、水电解质紊乱、变态反应和肝毒性反应、结肠黑变病。孕妇及哺乳期妇女禁用。

● 药物特点

◎ 刺激结肠黏膜中的感觉神经末梢，促进大肠蠕动，加速排便。

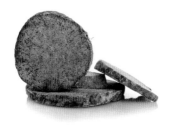

大黄

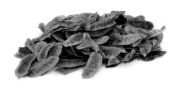

番泻叶

◎ 导泻作用快、功效较强。

◎ 可产生较强的依赖性。

灌肠剂及栓剂

灌肠剂及栓剂的主要成分是甘油，常作为慢性便秘患者必要时的临时治疗措施。不过，平时若使用太多，会逐渐感应不到大脑发出的排便讯号，丧失排便动力。由于灌肠剂及栓剂的作用机制是直接刺激直肠和肛门，容易导致直肠性便秘。

● 药物特点

◎ 刺激肛门和直肠的黏膜，让排便变得顺畅。

◎ 容易引起依赖性。

◎ 过多使用会丧失排便动力。

其他类型药物

肠动力药是通过加强肠肌张力来发挥作用的，常与其他药联合使用。5-HT4受体激动剂主要作用于肠神经末梢，释放运动性神经递质、拮抗抑制性神经递质或直接作用于平滑肌，增加肠道动力，促进排便。这些药物主要适用于排便次数少、粪便干硬的慢传输型便秘患者。

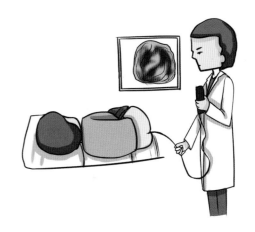

了解了各种治疗便秘的药物后，还需要提醒的是，便秘不应单纯依赖药物治疗，还要从改变生活方式入手。养成良好的生活习惯，适度运动，并多吃一些富含植物纤维的食物，同时配合心理疗法。对某些长期便秘用了多种药仍疗效不佳者，也可以考虑手术治疗。

先使用
温和的泻药

刚开始使用泻药的时候，要从温和的药物开始，以能够"软化粪便"为基本用药原则。比如，容积性泻药、渗透性泻药和润滑性泻药，三者均为性质温和的药物。

温和类泻药使用注意

如果没有特别指定的话，温和类泻药可以在睡前服用，同时搭配饮用一定量的温开水，这样第二天早上起床就会感受到便意，这时候应立刻去厕所。久而久之，也比较容易养成排便的规律和节奏。

温和类泻药有助于改善便秘，不过如果效果不是特别好时，还需要适当搭配维生素和寡糖类的营养品同服，以取得效果。具体搭配时可以咨询医生或药剂师。

配合饮食疗法同时进行

容积性泻药是通过将水分从肠道里吸出来，以软化粪便；渗透性泻药也是通过将水分从肠道里吸出来以软化粪便；润滑性泻药可以软化粪便，又润滑肠壁，促进肠蠕动，从而达到排便的目的。

由于软化粪便的药效比较温和，所以这类型的药物并不是一吃下去就能见效。可以同时摄取大量的膳食纤维以改善便秘。如果1～2周后不用吃药就可以排便，说明用药有效。

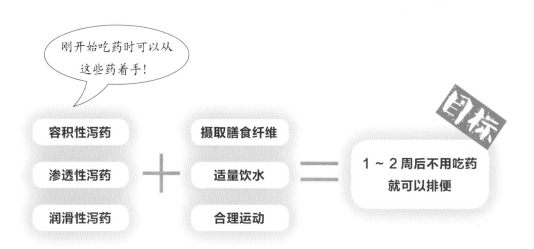

刚开始吃药时可以从这些药着手！

容积性泻药		摄取膳食纤维		1～2周后不用吃药
渗透性泻药	＋	适量饮水	＝	就可以排便
润滑性泻药		合理运动		

目标

戒掉
刺激性泻药是关键

一般说来，在极少数必要情况下，根据医生的指导才能使用刺激性泻药排便。长期依赖刺激性泻药，或许短期内并不会觉得有任何不适，甚至为能迅速排便而感到欣喜和放松。但是一段时间之后，弊端便会显现出来。因此，想要摆脱药物依赖，首先就要戒掉对刺激性泻药的依赖。

使用越多，越不容易戒掉

在各种类型的治疗便秘的药物中，刺激性泻药的用量惊人。这与它购买方便、起效迅速的特点是分不开的。由于对它的依赖性较强，因此，使用越多也越不容易戒掉。有些患者甚至会有"不吃刺激性泻药或吃少了，就完全拉不出来"的情况。

断绝恶性循环，重拾排便力

想要从根本上治疗便秘，必须靠增强自身的排便力，而不是药物。戒掉刺激性泻药后，肠道蠕动反而会慢慢恢复。

不过，无论是何种药物，一旦产生依赖性，便很难立刻停药。对于已经产生药物依赖的患者，可以从改吃温和性药物或减少刺激性泻药的量开始。可以每天吃一些温和性的泻药，刺激性泻药则隔天服用。观察一段时间后，慢慢调整成"遇到三天不排便的时候再吃一次"。如此一来，就能逐步减少刺激性泻药的用量了。

其实慢性便秘的患者只要保证饮食结构均衡，生活习惯良好，就能少有便秘的烦恼。找个能一头扎进去的兴趣爱好，闲暇之余散散步、打打球，多动动，减少为排便发愁的时间吧。如此一来，用药量也会逐步减少的。

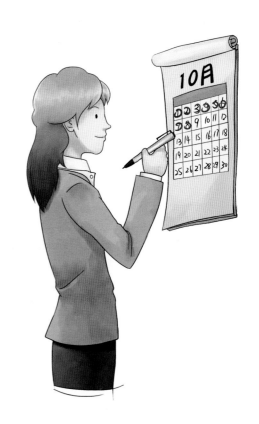

泻药
减量计划

为了尽可能不依赖药物，一定要做好药物服用计划。

在实施泻药减量计划之前，你必须明白一个总原则，那就是：如果用药，尽量选择温和的泻药，避免使用刺激性泻药。如果要用刺激性药物，一定要注意少量、少次。

泻药减量计划三部曲

1 从一开始就要减少药剂用量

刚开始服药的量要比正常用量少，如果没有效果的话，再把剂量增加到正常的用量。

2 用药后排便顺畅能够持续1～2周，减少药量

排便顺畅并减少药量后，观察一段时间，如果能继续排便的话就可以结束用药。

3 已产生药物依赖的人停药前，先逐步减量

如果已产生药物依赖，需逐步减量并配合饮食与生活调养同步进行，直至排便恢复正常。

具体实施计划

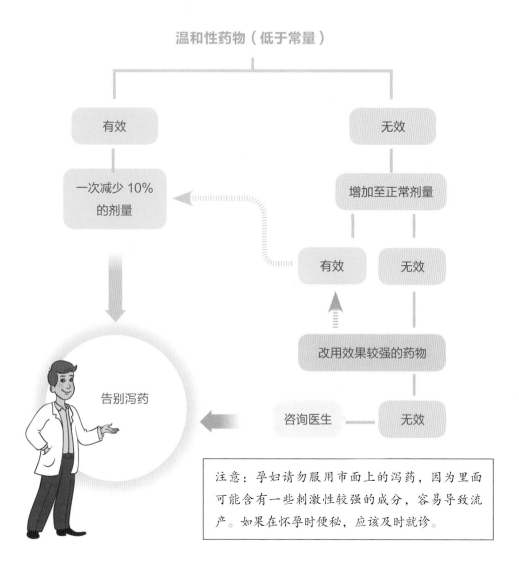

温和性药物（低于常量）

有效 → 一次减少 10% 的剂量 → 告别泻药

无效 → 增加至正常剂量 → 有效 / 无效

有效 → 一次减少 10% 的剂量

无效 → 改用效果较强的药物 → 有效 / 无效

无效 → 咨询医生 → 告别泻药

注意：孕妇请勿服用市面上的泻药，因为里面可能含有一些刺激性较强的成分，容易导致流产。如果在怀孕时便秘，应该及时就诊。

便秘严重时，宜咨询医生

如果便秘问题较为严重，或是经过多方面尝试也无法得到改善时，不妨找医生咨询一下，接受专业的指导。一般而言，出现以下情况可以选择看医生。

①

通过改善生活和饮食习惯以及使用药物后，均无法顺利排便。

②

不服用泻药就无法排便。

③

排便后觉得不痛快，并伴有腹痛、呕吐、发烧、便中带血等症状。

就医之前的自我评定表

看医生之前，可事先将下图整理好的内容记录下来，会比较容易把自己的症状告诉医生。如果在意粪便的颜色或出血的情况，可以拍下照片来让医生看看。

自我评定表

排便的次数
□ 每周2次　　□ 每周1次　　□ 每2周1次 □ 每月1次　　□ 其他

粪便的形状
□ 香蕉状　　□ 颗粒状　　□ 泥状 □ 水样

自觉症状
□ 残便感　　□ 腹痛　　□ 肚子胀气 □ 食欲减退　　□ 其他

有无痔疮
□ 有　　□ 没有

有无服用药物
□ 有　　□ 没有 如果有请填写药物名称

其他

医生诊疗的常见流程

去看医生的时候，利用事先整理好的资料（自我评定表），就可以简洁清晰地表述自己的症状，医生也比较容易诊断，并制定合适的治疗方案。

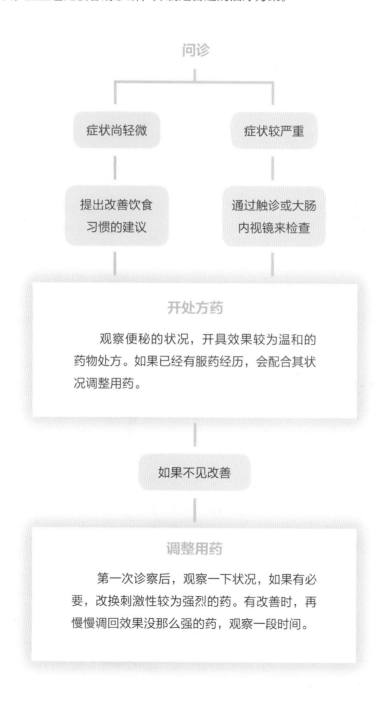

问诊

症状尚轻微　　　　　　症状较严重

提出改善饮食　　　　　通过触诊或大肠
习惯的建议　　　　　　内视镜来检查

开处方药

观察便秘的状况，开具效果较为温和的药物处方。如果已经有服药经历，会配合其状况调整用药。

如果不见改善

调整用药

第一次诊察后，观察一下状况，如果有必要，改换刺激性较为强烈的药。有改善时，再慢慢调回效果没那么强的药，观察一段时间。

止泻药，使用需慎之又慎

常用止泻药的种类及特征

　　止泻药是控制腹泻的药物，通过减少肠道蠕动或保护肠道免受刺激而达到止泻作用。适用于剧烈腹泻或长期慢性腹泻，可以防止人体过度脱水、电解质紊乱及营养不足。

减弱肠道蠕动类药物

　　减弱肠道蠕动类药物，顾名思义，通过减弱肠道蠕动，使肠内容物通过延迟，使水分有充分的时间吸收，达到止泻效果。代表药物有地芬诺酯（苯乙哌啶）、氯苯哌酰胺（洛哌丁胺）、匹维溴铵（得舒特）等。偶见口干、腹部不适、恶心、呕吐、厌食、头晕、乏力等。严重中毒性腹泻、感染性腹泻、重症肝损害者慎用。

● **药物特点**

◎　增强胃肠张力，减弱肠道蠕动，减缓食物的推进速度。

◎　利于肠内水分的吸收。

◎　长期服用容易产生依赖性。

收敛吸附剂

　　收敛吸附剂可以通过药物表面的吸附作用，吸收肠道中的气体、细菌、病毒和外毒素，防止它们被肠黏膜吸收或损害肠黏膜，常用于食物中毒引起的腹泻。收敛吸附剂常与其他止泻药联合应用，常见的有蒙脱石（思密达）、药用炭。联合应用时，其他药物应在服用收敛吸附剂前1小时服用。

● **药物特点**

◎　吸附肠内有害物质，防止有害物质损害肠黏膜。

◎　抑制肠黏膜分泌。

◎　引起轻度便秘。

微生态调节剂

　　微生态调节剂主要用于调整肠道正常菌群的生长和组成，能促进肠道有益菌的生长繁殖，抑制有害菌的生长繁殖。同时还能减少肠道内有害物质的生成和吸收，促进人体对营养物质的吸收，维持肠道微生态平衡。

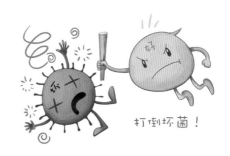

打倒坏菌！

抗菌药物

由大肠埃希菌、沙门菌、痢疾志贺菌、金黄色葡萄球菌等感染导致的腹泻一般需要采用抗菌药物治疗，以控制病情，减少并发症。常见的药物有氨苄西林、头孢氨苄、诺氟沙星（氟哌酸）、呋喃唑酮（痢特灵）、小檗碱（黄连素）等。应用抗菌药物治腹泻容易引起不同程度的胃肠道不良反应，如恶心、呕吐、腹泻或食欲减退等。

● **药物特点**
◎ 抑制或杀灭肠道细菌。
◎ 缓解肠道痉挛，恢复正常的肠道运动。
◎ 不良反应较大，容易产生耐药性。

中药制剂

中医认为，"泄泻之本，无不由于脾胃"。引起腹泻的原因主要有虚寒、湿热、伤食、脾虚、脾肾阳虚等，治疗时应辨证施药。如寒湿侵袭胃肠引起的腹泻可服用藿香正气水或藿香正气丸；夏令暑湿伤及胃肠引发的腹泻可服用葛根芩连片或葛根芩连丸；因饮食不节、贪吃不易消化食物引起的腹泻可服用加味保和丸等。

● **药物特点**
◎ 辨证施治，从根本上进行治疗。
◎ 全面调养脾胃，可增强身体免疫力。
◎ 遵医嘱服用，不可乱用。

腹泻，
千万别依赖止泻药

许多人一出现腹泻，就想尽快止住泻，因而吃下过多止泻药物，这样不仅容易产生依赖性，而且会给健康埋下隐患。

出现腹泻就止泻，并不可取

腹泻和咳嗽类似，适度的腹泻（主要指感染性腹泻）其实是一种身体的免疫保护机制，借此可排泄掉一部分毒素，对人体有益。如果一出现腹泻就急着吃止泻药，可能使毒素无法充分排出

而引发中毒症状。

对此，中医有一个比较形象的说法，叫"闭门留寇"。也就是说，如果此时止泻，等于把门关上将毒素留在了肠道内。

因此，刚腹泻时，如果症状不太严

重，不必急于用药。但如果没有好转，要及时就医。

错误用药危害大

腹泻是一种常见的症状，其病因多种多样，如受凉、饮食不洁、细菌感染、消化不良、肠功能紊乱、精神紧张等均可引起腹泻。如果没有明辨病因就胡乱吃止泻药，不但会"无功而返"，还可能加重病情。例如，肠道感染的致病菌可能是细菌，也可能是病毒，而"氟哌酸""泻立停""痢特灵"等抗菌药对后者是没有用的，甚至可能杀死肠道内的有益菌，导致菌群失调，造成更严重的感染。

而且止泻药不可过量服用。长期或过量服用止泻药可引起腹胀、便秘、假性肠梗阻。感染性腹泻后立即服用止泻要，会掩盖病情，影响医生诊断，耽误治疗。细菌性痢疾服用止泻药常影响肠道对细菌及毒素的排泄，使毒血症状加重，病程延长。溃疡性结肠炎急性期用止泻药，可诱发中毒性巨结肠及肠穿孔。此外，一些止泻药中可能含有麻醉成分，如复方地芬诺酯等，长期服用可以成瘾，故须慎用。

另外，止泻药不宜混着吃。例如蒙脱石（思密达），其吸附能力较强，若与其他药物同用会被吸附而无法发挥药效。如需联合用药，其他药物最好在服蒙脱石之前1小时或之后2小时使用。

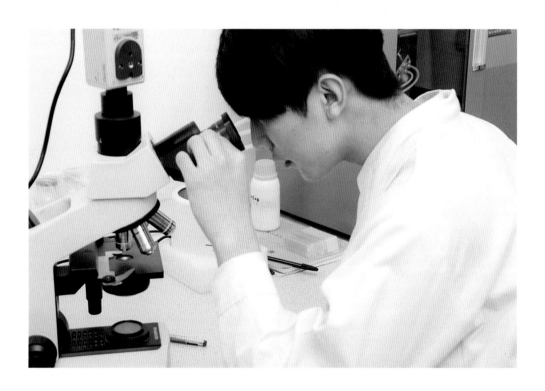

常见用药误区要远离

过早服药

适度腹泻可以把肠道内的坏死细胞和毒素排出体外。病因不明就急着吃药很有可能导致体内毒素无法排出而引发中毒症状。

擅自使用止痛药

吃止痛片可暂时缓解腹泻带来的腹痛，但由于一些疾病，如阑尾炎，和腹泻的初期症状很相似。这样做容易掩盖病情，耽误治疗。

过度使用静脉补液

静脉补液带来的风险与成本比较大，不宜过度使用。其实，只有当患者出现重度脱水或不能口服补液的情况下才需要静脉补液。

止泻药使用不当

腹泻重时就多服药，腹泻轻时就少服药，稍有好转就停药。这样容易造成腹泻复发，严重者会转为慢性腹泻。

随意使用抗生素

滥用抗生素有害无益。只有细菌性腹泻或其他急性感染（如肺炎、尿道感染）引起腹泻时才需要使用抗生素。

急于更换药物

用任何药物治疗都需要一个过程，用一种药一两天不见好转，就随意换药，往往会适得其反。如果用药后没有好转可以咨询医生。

治疗腹泻，
重点是对症治疗

出现腹泻时不应急着用药，而应先调整饮食、多休息。脱水严重时可口服补液盐，预防水、电解质失衡。如果不能判断是什么原因引起的腹泻，应及时到医院明确病因。

止泻药多用于非感染性腹泻

腹泻有感染性与非感染性之分。感染性腹泻是人体自我保护的一种体现，借此可排泄掉一部分毒素，对人体有益。如果盲目止泻，对病情转归反而不利。

止泻药一般只适用于非感染性腹泻，而感染性腹泻一般不用，尤其是在急性期，炎症及中毒症状（如高烧）较明显、脓血便较多时，应视为止泻药的绝对禁忌证；到了恢复期，病情明显好转，大便不带脓血，仅是水分较多时，也可短时服用止泻药。

对症治疗是摆脱药物依赖的重点

治疗腹泻，最重要的是对症下药，这也是患者摆脱药物依赖的关键点。如果不考虑实际情况，一拉肚子就随便吃点止泻药，也不注意用量，虽然可能暂时地缓解症状，但很可能掩盖了真正的致病原因，贻误病情。

一般情况下，如果是疾病引起的肠蠕动加快所致的腹泻，如甲亢、糖尿病、胃肠功能紊乱等，应选用减弱肠道蠕动类药物，以延长肠内容物滞留时间，利于水分吸收而止泻。如果是疾病引起的肠黏膜分泌增加导致的腹泻，如霍乱、细菌性食物中毒等，可以选择收敛吸附剂，通过抑制肠黏膜分泌及吸附有害毒素起到止泻作用。因肠道内菌群紊乱引起的婴幼儿腹泻及抗生素相关性腹泻，应该首选微生态制剂。通过补充肠道有益菌，恢复肠道内微生态平衡，起到调整胃肠道功能而止泻的功效。有些腹泻并非单一因素所致，则需酌情联合用药。

止泻只是一种对症治疗，病因治疗才是根本。因此，止泻补液的同时，切勿忽视对原发病的治疗。如果是感染性腹泻，应选用敏感抗生素控制感染；如果是消化不良所致，应从调理饮食入手；如果是胃肠功能紊乱引起的，可选择调节自主神经功能的药物及镇静剂等。

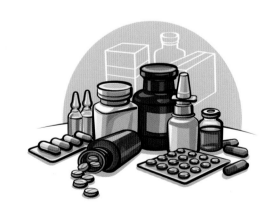